国家

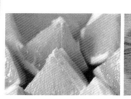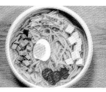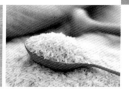

食物营养教育示范基地

创建模式与实践

Guojia Shiwu Yingyang Jiaoyu Shifan Jidi
Chuangjian Moshi yu Shijian

陈萌山　主审

孙君茂　刘　锐　主编

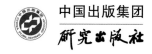

中国出版集团
研究出版社

图书在版编目 (CIP) 数据

国家食物营养教育示范基地创建模式与实践 / 孙君茂 , 刘锐主编 . -- 北京 : 研究出版社, 2020.7
ISBN 978-7-5199-0185-1

Ⅰ . ①国… Ⅱ . ①孙… ②刘… Ⅲ . ①食品营养 – 普及教育 – 中国 Ⅳ . ① R151.3

中国版本图书馆 CIP 数据核字 (2020) 第 105607 号

出 品 人：赵卜慧
图书策划：宫大林
责任编辑：张　璐

国家食物营养教育示范基地创建模式与实践

GUOJIA SHIWU YINGYANG JIAOYU SHIFAN JIDI CHUANGJIAN MOSHI YU SHIJIAN

孙君茂　刘　锐　主编

研究出版社 出版发行
(100011　北京市朝阳区安华里 504 号 A 座)

河北赛文印刷有限公司　新华书店经销

2020 年 7 月第 1 版　2020 年 7 月北京第 1 次印刷
开本: 710 毫米 × 1000 毫米　1/16　印张: 14.25
字数: 300 千字

ISBN 978 – 7 – 5199 – 0185 – 1　定价：76.00 元

邮购地址 100011　北京市朝阳区安华里 504 号 A 座
电话（010）64217619　64217612（发行中心）

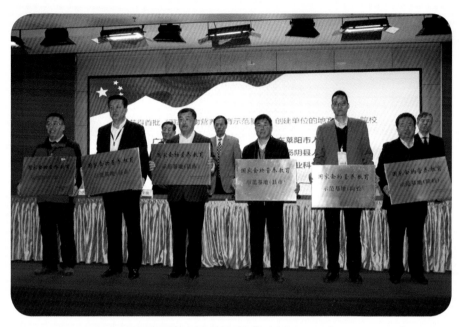

首批国家食物营养教育示范基地授牌，摄于2017年12月8日北京
"2017健康中国——食物与营养高层研讨会"

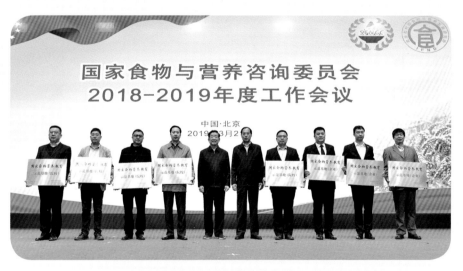

第二批国家食物营养教育示范基地授牌，摄于2019年3月21日北京
"国家食物与营养咨询委员会2018-2019年度工作会议"

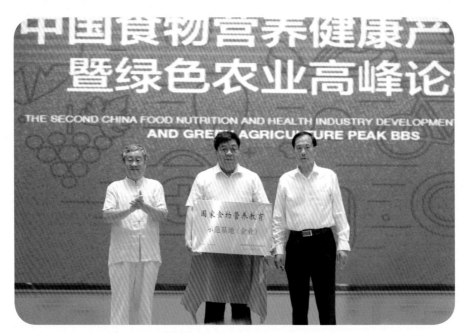

第二届中国食物营养健康产业发展大会暨绿色农业高峰论坛，
摄于2019年6月16日泰安

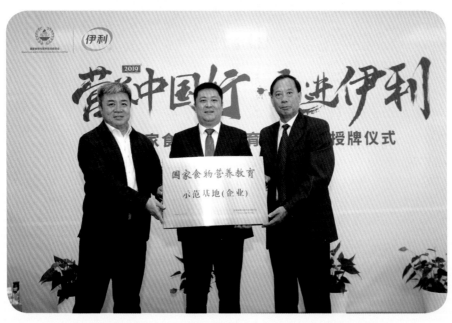

2019营养中国行·走进伊利，摄于2019年11月23日合肥

编著人员

主　审　陈萌山（国家食物与营养咨询委员会）

主　编　孙君茂（国家食物与营养咨询委员会）

　　　　刘　锐（农业农村部食物与营养发展研究所）

副主编　黄家章（农业农村部食物与营养发展研究所）

　　　　刘爱玲（中国疾病预防控制中心营养与健康所）

　　　　刘晓洁（中国科学院地理科学与资源研究所）

　　　　生吉萍（中国人民大学农业与农村发展学院）

　　　　董国用（中国社会科学院食品药品产业发展与监管研究中心）

　　　　李　蒙（农业农村部食物与营养发展研究所）

参　编　王　沛（农业农村部食物与营养发展研究所）

　　　　卢士军（农业农村部食物与营养发展研究所）

　　　　朱　宏（农业农村部食物与营养发展研究所）

　　　　广东省梅州市人民政府

　　　　内蒙古自治区敖汉旗人民政府

　　　　陕西师范大学

　　　　河南工业大学

上海海洋大学

吉林农业科技学院

恩施土家族苗族自治州农业科学院

中粮营养健康研究院

中国儿童中心

山东二七一教育集团

北京古船食品有限公司

河北金沙河面业集团有限责任公司

北京薯乐康农业科技有限公司

康师傅控股有限公司

李锦记（新会）食品有限公司

北京三元食品股份有限公司

内蒙古伊利实业集团股份有限公司

好想你健康食品股份有限公司

山东云农商务服务集团有限公司

碧生源控股有限公司

中海油能源发展股份有限公司配餐服务分公司

安徽青松食品有限公司

北京春播科技有限公司

中化现代农业有限公司

序

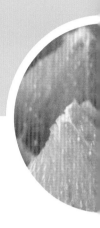

　　党的十九大做出明确判断：我国社会主要矛盾已经转化为人民日益增长的美好生活需要和不平衡不充分的发展之间的矛盾。顺应和推动社会主要矛盾的历史性转变，我国食物营养健康产业正在发生着三大转型：一是从生存型食物供给保障向健康型满足营养需求转型；二是从一般性、大众型农产品消费为主向个性化、定制型食品消费转型；三是从吃饱、吃得安全向吃出健康、吃出愉悦转型。食物营养转型发展是我国社会主要矛盾历史性转变的标志性体现，是今后相当长一个时期食物营养发展的主要任务和重要目标。现阶段，我国人民日益增长的营养健康需求越来越迫切，与此同时，食物营养知识缺乏、不健康的生活方式又普遍存在，要解决这一矛盾，就亟须开展全民食育。

　　国家食物营养教育示范基地创建是国家食物与营养咨询委员会履行职责、创新工作路径的重大成果，多次得到国务院领导的重要批示肯定，被列入《国民营养计划（2017—2030年）》，目前已发展了4个地（县）市级政府、7家教育科研机构、17家企业和1个行政村，合计

29家基地。各基地单位积极开展食育工作，开辟线上线下相结合，企业、高校、政府和媒体等多主体共同参与的多方位食育渠道，形成农业旅游、工业旅游、研学旅行、教学研发、信息传媒和互动体验等工作模式，2018—2019年线下约2100万人次、线上约1亿人次受益，在全国范围内发挥了强有力的引领作用。国家食物营养教育示范基地的创建，有力地推动了我国食育工作的发展，有利于提高食物安全、食品营养、健康功效的研究与产业化水平，是切实提高国民营养健康水平、有效推动健康中国建设进程的强有力手段。

《国家食物营养教育示范基地创建模式与实践》一书，总结了国家食物营养教育示范基地建设阶段性进展和主要成果，展示了地方政府、企业、高校、科研机构等不同类型基地的产业优势、特色模式、食育活动情况和主要成效等，可为相关单位开展食育工作提供思路和方法借鉴。随着这项工作的管理系统化、条件标准化、模式科学化，一定会成为推进健康中国建设的一支重要力量、一项品牌工作。

陈荒山

2020年4月28日

前　言

FOREWORD

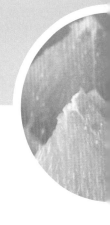

2014年上半年，国家食物与营养咨询委员会联合黑龙江省食物营养咨询指导委员会，对黑龙江省贯彻落实《国家食物与营养发展纲要》的进展情况开展专题调研，并形成了创建食物营养教育示范基地的设想。同年，国家食物与营养咨询委员会在吉林市举办"食物营养教育示范基地研讨会"。会议确定，首家食物营养教育示范基地试点落户吉林农业科技学院。2016年5月，就吉林食物营养教育示范基地创建试点经验、营养配餐员培训模式等，国家食物与营养咨询委员会提出了"营养均衡配餐是防控我国居民慢性病的有效途径"的建议报告，时任国务院副总理汪洋、刘延东同志给予了重要批示和充分肯定。国务院领导的重要批示，是对首家试点创建的食物营养教育示范基地的极大鼓舞，是对开展食物营养教育示范基地创建工作的充分肯定。2017年6月30日，国务院办公厅印发《国民营养计划（2017—2030年）》，明确提出了"创建国家食物营养教育示范基地"的公益性任务。

2017年、2018年，经过组织推荐、材料初评、现场考察、综合评

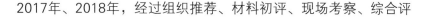

估等环节，共发展4个地方县市、7家科研院校、17家龙头企业和1个行政村，合计29家单位成为国家食物营养教育示范基地创建单位。

随着国家食物营养教育示范基地创建进程的不断推进，各食育示范基地创建单位结合自身特点开展了丰富多样的食育活动，取得了良好的效果，积累了丰富的经验，形成了一系列特色的食育活动。本汇编拟总结各食育示范基地创建单位的食育经验和特色活动，为有志从事食育工作的单位或团体提供一定的借鉴，充分发挥国家食物营养教育示范基地的示范带头作用，助力健康中国建设。

目 录
CONTENTS

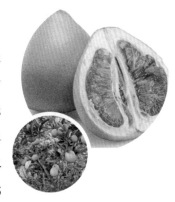

科研教育机构篇

第三章 高等院校 / 036

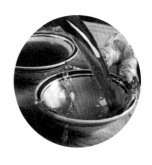

第四章　**科研单位 / 070**

第五章　**其他教育机构 / 085**

企业篇

第六章　方便食品行业 / 100

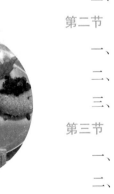

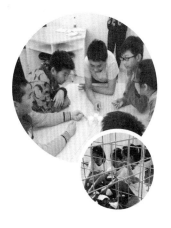

第七章　乳及乳制品行业 / 136

第八章　果蔬行业 / 150

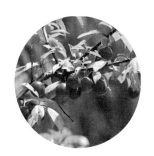

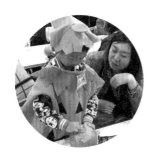

第十二章 农业服务行业 / 195

综合篇

第十三章 食育模式探索 与基地建设展望 / 202

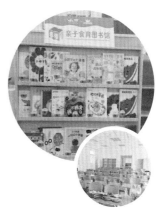

第一章 国家食物营养教育示范基地建设

一、建设背景

《中国居民营养与慢性病状况报告（2015年）》指出，与十年前相比，2012年我国居民的膳食能量供应充足，体格发育和营养状况得到了总体改善，但超重率和肥胖率呈上升趋势，且18岁以上人群的高血压和糖尿病等慢性病患病率也呈上升趋势（国家卫生健康委员会，2015）。饮食不均衡和能量过剩并存，与饮食相关的慢性非传染性疾病已经成为威胁我国居民健康的主要因素之一。《中国城市餐饮食物浪费报告》显示，我国餐饮业人均每餐的食物浪费量约为93g，浪费率为11.7%，饭店、学校食堂、企事业机关食堂等是餐饮食物浪费的"重灾区"。据初步统计，2015年我国城市的餐饮业，仅餐桌上的食物浪费量在1700万吨至1800万吨，相当于3000万人到5000万人一整年的食物消费量（中国科学院地理科学与资源研究所，世界自然基金会，2018）。食物浪费的背后是对资源环境的严重破坏，我国居民"舌尖上的浪费"亟待被遏制（高峰，206；王灵恩等，2018）。居民超重、肥胖问题凸显，慢性病发病率提升的背后是包括不良饮食习惯在内的不健康生活方式的体现。以上现象表明，虽然我国居民的生活水平得到了极大提高，但是居民科学膳食的知识匮乏，亟待开展全民食育，提高居民对农业生产、食物营养、食品加工、食品安全、饮食文化、科学膳食的认识，培养全民的节约意识、食物营养与健康的理念、科学的膳食观念和良好的饮食行为习惯等。

国外在开展食育方面的工作已经进行了长期的探索，其中日本作为典型代表，其食育已渗透到国民生活中，积累了丰富的经验，并分别于1954年和2005年颁布了《给食法》和《食育基本法》（白宇，2015；廖彬池等，2016；毛玥，2018）。欧美等发达国家的食育工作也已进入普及阶段，美国在1946年开始制定营养法规，欧盟在1997年发布了《食品法规绿皮书》，现已出台了多个食育相关的法案（生吉萍，刘丽媛，2013）。而我国的食育研究及实践尚处于起步阶段，仅少数学校和社会团体开展有食育相关的教学和实践（吴澎，2016；侯鹏等，2018）。建立具有较广泛人群覆盖的食育平台，是加强食育工作的有效途径。国家食物与营养咨询委员会于2014年开始探索食物营养教育示范基地的模式和运行机制，并于2017年正式启动了"国家食物营养教育示范基地"（以下简称"食育基地"）的试点创建工作。这一举措有利于提高食物生产、食品安全、食物营养的研究与产业化水平，加快社会食育的普及力度。

二、建设进展

食育基地是指具有特定教育、传播与普及功能的机构（包括但不仅限于企业、教育科研机构、政府和信息传媒机构等），能够依托各种资源载体（包含但不限于教学、科研、生产、旅游、传媒和服务等），面向社会和公众开展科学、准确的食物营养教育，并作为国内食物营养教育的权威代表，对全国食物营养教育事业的发展具有较强的示范引领作用。

食育基地的创建旨在打造一支有科技含量、有产业引领、有规范管理、有发展活力的全国性食物营养与健康实体力量，打造全社会参与、人人共享的食物营养与健康氛围，示范带动生产、加工、物流、消费以及科技创新等食物营养全产业链的发展，发挥对健康中国建设的强有力支撑作用。

（一）食育基地创建进程

2014年上半年，国家食物与营养咨询委员会联合黑龙江省食物营养咨询指导委员会，对黑龙江省贯彻落实《国家食物与营养发展纲要》的进展情况开展专题调研，并对黑龙江省提出的"居民膳食营养与健康状况调查结果"进行深入分析研究，提出了加强健康教育、引导农业和食品工业结构调整、发展奶源和大豆等重点产业基地建设、推进示范引导的建议方案，初步形成了创建食物营养教育示范基地的设想。

2014年7月，国家食物与营养咨询委员会在吉林省吉林市举办食物营养教育示范基地研讨会。会议确定，首家食物营养教育示范基地试点落户吉林农业科技学院。该示范基地以大学生群体为试点，对膳食结构、饮食行为、健康状况等开展研究，结合当地食物供给结构和大学生的饮食营养需求，形成了分人群、分年级、分季节的营养配餐食谱，并开展教育引导，取得了明显成效。

2015年11月，吉林食物营养教育示范基地举办全省营养配餐员培训班，在国家食物与营养咨询委员会指导下，吉林省食物营养委员会、省人社厅、省教育厅、省卫计委、省农委等共同举办，吉林农业科技学院承办。来自全省的400多名学员进行分类培训。培训结束后，经省人社厅组织职业技能鉴定考试，为成绩合格者核发了职业资格证书，培养了一支专业性强、实践经验足的食物营养教育示范队伍。

2017年6月30日，国务院办公厅印发了《国民营养计划（2017—2030年）》，明确提出了"创建国家食物营养教育示范基地"的公益性任务。在后续各省市出台的国民营养计划中，安徽、四川、山东、海南、广东、内蒙古、辽宁、吉林、青海、甘肃、贵州、广西等地方也明确提出积极参与创建国家食物营养教育示范基地。

2017年下半年，食育基地创建工作正式启动，2017—2019年先后发展了4个地（县）市级政府、7家教育科研机构、17家企业和1个行政村，合计29家单位成为"国家食物营养教育示范基地"创建单位（详见表1）。这些创建单位分布在全国11个省份（自治区、直辖市），涵盖了不同的运行主体和不同的产业链阶段（包括农业生产、食品加工、烹饪配餐、饮食消费），其食物营养教育方式和途径各具特色，在创建过程中取得了一定的成效。

（二）食育基地管理体系建设

1. 明确基地主要职能

一是政策宣贯：宣传贯彻食物营养健康相关的国家系列规划纲要和政策。通过丰富多样的方式方法，大力宣传《中国食物与营养发展纲要》《健康中国2030规划纲要》《国民营养计划》等国家纲领性规划纲要，结合当地实际情况，研究提出贯彻落实系列规划纲要和政策的综合举措，列入食育基地创建的工作方案。贯彻落实工作要做到有思路举措、有产业支撑、有成效显示。

二是知识科普：组织食物营养和健康生活知识普及、专业培训等。以消费者喜闻乐见的形式，利用手机微信、网络咨询系统、公益广告、科普小册子等，教育消费者正确选择食物，合理搭配膳食，形成良好的饮食行为和健康的生活方式。知识普及要重点抓好儿童青少年、孕产妇和老年人三类人群。创造条件培养营养师、营养配餐员等不同层次的专业营养工作者。大力开展均衡膳食、戒烟限酒、全民健身和低盐、低油、低糖饮食习惯的宣传引导。

三是试验示范：承担国家项目合作、试验研发和技术成果转化。在国家食物与营养咨询委员会组织或支持下，独立承担或参与营养健康类项目的联合申报和合作研发，依托自身特色优势，开展营养健康类项目创新成果的示范推广，食育基地要成为若干单项技术成果的综合组装车间、中试车间。食育基地优先承接正在研发项目的预期成果转化，优先接受政策咨询和技术指导。

四是产业培育：集聚力量重点培育食物营养健康类的新兴产业。树立动物、植物、微生物统筹发展的理念，推进绿色种养业发展，积极推动绿色、有机、地理标识、名特优新等农产品生产，特别重视具有健康功效的木本粮油、特色蔬菜水果、杂粮杂豆、薯类产品等营养功能型产品的深度开发。扩大低盐低脂低糖食品、全谷物食品、营养强化食品等健康类食品的加工生产。推广营养素保持度高、减少有害物质产生的烹饪方式，餐饮业类食育基地要大力发展健康菜品和营养均衡的方便套餐。

五是三产融合：开展一二三产业融合发展模式创新与示范推广。选择有条件的食育基地，开展营养型农产品生产、健康食品加工、分人群分产品对应消费引导的一体化模式创建与示范（比如敖汉旗小米、古船全谷物、三元鲜牛奶等），推进食物原料生产、产品加工、烹饪调理、饮食消费的全链条营养导向转型。利用互联网电商平台、绿色冷链物流等，让营养健康的产品和消费方式切实走近消费者的一日三餐，挖掘食物营养健康产业的巨大效益潜力。

六是协同行动：支持和参与国家政策调研、专项行动等。在创建过程中择优选择相对成熟的食育基地，参与《国家食物营养发展纲要》《国民营养计划》的实施成效评估、专题调研活动、专项推进工作。逐步建立全国食物营养产业信息采集系统，分期分批吸纳食育基地作为信息采集点，承担信息收集、整理和报送，为我国食物营养健康产业新政策的研究制定提供信息数据支撑。

2. 提出基地创建基本原则

坚持试点先行原则。通过试点创建、试运行，与先行的基地创建单位协同创新、合作互进，及时总结工作经验和不足，完善运行和管理机制。

坚持稳步推进原则。食育基地各项工作，重在实效，始终以成效主导工作进度和发展规模。

坚持高标准原则。严格准入条件和审核程序，创建单位须基本具备承担教育示范任务的基础设施硬件和人才队伍，实行总量控制，坚持示范功能，提高科普教育的广度、深度和有效性。

坚持分类指导原则。有选择地分类、分区域部署基地创建，总结构建高效的食物营养教育模式，组建食物教育专家团队，针对不同类型、不同区域的基地建设进行科学性指导和把关。

坚持能进能出原则。实行动态管理，定期组织评价考核，明确负面清单和退出机制，始终保持食育基地的引领示范能力。

3. 制定基地建设规范和标准

为规范食育基地建设进程，提升建设质量，从基础条件建设和食育工作效果等方面，建立基地建设质量综合评价体系。研究制定基地建设规范和标准，内容包括基地创建基本要求、评审规范、运行规范、综合评价与管理考核等。

4. 建立基地管理和交流的信息化平台

建设食育基地服务平台，实现基地申报、评审和管理信息化，同时以该服务平台为载体，建立信息共享平台，利用多种网络信息手段，建立信息上报、信息交流、信息传播等管理办法，展示基地的产业优势、特色模式、主导产品及食育活动情况等。

表1　国家食物营养教育示范基地创建单位名单

类型	首批食育基地创建单位	第二批食育基地创建单位	合计（家）
地方政府	广东省梅州市、山东省莱阳市、内蒙古自治区敖汉旗、河南省汤阴县	——	4

续表

类型	首批食育基地创建单位	第二批食育基地创建单位	合计（家）
教育科研机构	陕西师范大学、吉林农业科技学院	河南工业大学、上海海洋大学、恩施土家族苗族自治州农业科学院、中国儿童中心儿童营养与健康研究中心、山东二七一教育集团	7
企业	北京三元食品股份有限公司、北京古船食品有限公司、河北金沙河面业集团有限责任公司、今麦郎面品有限公司、碧生源控股有限公司、北京薯乐康农业科技有限公司、广东顺兴种养股份有限公司	内蒙古伊利实业集团股份有限公司、中粮营养健康研究院有限公司、中化现代农业有限公司、中海油能源发展股份有限公司配餐服务分公司、安徽青松食品有限公司、山东云农商务服务集团有限公司、好想你健康食品股份有限公司、康师傅控股有限公司、北京春播科技有限公司、李锦记（新会）食品有限公司	17
行政村	——	四川省成都市蒲江县甘溪镇明月村	1
合计（家）	13	16	29

三、建设成效

（一）各食育基地不断加强科普团队建设，对工作模式进行不断探索，推动了食育工作常态化、专业化

目前食育基地共有专兼职科普人员920余人，2018年通过线上线下平台开展食育活动，线下约2100万人次、线上约1亿人次受益，在全国范围内发挥了强有力的引领作用。通过对各基地食育工作进行共性归纳、模式提炼，总结出旅游参观式（农业旅游、工业旅游、研学旅行、主题教育）、教学研发式（课堂教学、科研开发）、信息传媒式和互动体验式等典型食育模式，为开展食育工作提供思路和参考。

（二）形成了线上线下相结合，企业、教育科研机构、政府和信息传媒机构等多主体共同参与的多方位食育渠道

线上通过在官方网站、微信公众号、官方微博等发布食物与营养相关文章或科普视频，线下通过举办各种形式的食育活动，如开设讲座、举办研讨会，开展工业旅游、农业旅游，组织进社区、进校园、进养老院宣讲或互动体验，发放科普读物等，形成了覆盖各类人群、内容形式多样、传播面广的食育渠道。

（三）培养了居民食物营养与健康的理念

根据各食育基地在开展食育工作前后的调查发现，食物营养与健康知识的宣传普及可以引导消费者走出饮食误区，形成正确的消费观，受教育者的食物与营养认知不断提升，认识到了科学膳食、均衡营养的重要性，并在饮食行为和饮食习惯上产生了较大的改变。此外，开展食育工作可以提高我国居民对农业生产、食品加工、食品安全的认知，并弘扬了我国的农耕与饮食文化。刘静等（2019）研究表明，食育基地创建单位三元乳业和伊利集团采用旅游参观的模式面向消费者开展食育，通过对消费者接受食育前后的调查发现，消费者的营养认知水平及其对国产乳制品的信任度和消费意愿显著提升。

（四）引领食物营养产业的发展

自食育基地创建以来，发挥了一定的示范带动作用，各食品企业和教育机构成为开展食育活动的主力军，在传播食物营养、食品质量安全等知识的同时，也强化了自身对食物营养产业的责任感，各项工作的开展以营养健康为导向，成为各自领域中的模范代表和风向标，引领各行业和领域朝着营养健康的方向大步迈进。

政府篇

1

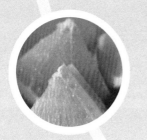

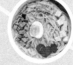

第二章 地（县）市级政府

第一节 广东省梅州市

一、地理环境概况

梅州，位于广东省东北部，地处闽粤赣三省交界，是客家人的聚居地之一，被誉为"世界客都"，地处南岭以南，地势北高南低，面积15876.06平方公里，有"八山一水一分田"之称，全市山地面积占24.3%；丘陵及台地、阶地面积占56.6%；平原面积仅占13.7%左右。梅州市地质

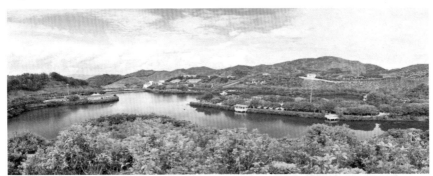

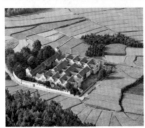
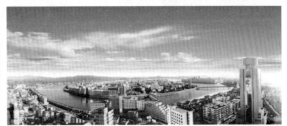

梅州风貌

构造比较复杂，由花岗岩、喷出岩、变质岩、砂页岩、红色岩和灰岩六大岩石，构成了台地、丘陵、山地、阶地和平原五大类地貌类型。

二、饮食文化概况

（一）饮食文化及渊源

客家民系是在客家先民的迁徙运动中形成的。客家人迁徙历经一千七百多年，苦难与辉煌并进，客家民系生生不息，是"自然环境和人为环境影响或选择下的适者"。客家人早期多聚居山高水冷地区，地湿雾重，食物宜温热，忌寒凉，故多用煎炒，少食生冷，在使用香辣方面更为突出，菜肴有"鲜润、浓香、醇厚"的特色。此外，长期的迁徙流离及聚居地区经济发展的滞后，使客家人艰苦度日，就地取材，制备咸菜、菜干、萝卜干等耐吃耐存的食物，家居可佐番薯饭并抑胀气，出门可配野菜充饥。同时，由于生产条件艰苦，劳动时间长、强度大，需要较多脂肪和盐分补充大量消耗的热能，饮食以烹调山珍野味见长，逐渐形成了"咸、熟、陈"的特点。

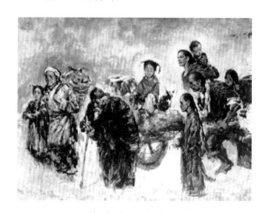

客家先民迁徙图

（二）居民饮食特点及现状

梅州美食远近闻名，主要包括客家菜及客家小食，一般将其统称为客家菜，它与广州的广府菜、粤东地区的潮汕菜并称广东三大菜系。客家菜的用料大都以家禽和野味为主，追求食材本身的味道，注重火功，以蒸、焗、煲、酿见长，尤以砂锅菜闻名。客家菜讲求四时节气，有"冬羊、夏狗、春鸡、秋鸭"之说。随着生活水平的提高，现代客家人对自身健康的意识加强，不再追求油重味浓，更讲究食材新鲜，提倡营养、清淡、原汁原味的新式健康客家菜。

三、农业概况

广东梅州环境秀美，地处闽、粤、赣三省交界，是华南区重要的水源涵养地，全域1.6万平方公里，森林覆盖率74%，域内光、温、水、气等先决条件优良，历来是广东省乃至华南区重要的优质、高端农副产品产供区。全市8个县（市、区）中，有4个被评为"中国长寿之乡"，其中蕉岭县是世界排名第七、中国排名第四的"世界长寿乡"，长寿县比例高达50%。经十数载勘测，梅州域内平均硒含量达0.7毫克/公斤土，比国家标准（0.4毫克/公斤土）高出30%以上。

（一）种、养殖业概况

梅州市是粤、闽、赣三省交界处最大的园艺产品生产和集散地，是广东省乃至华南区高端农副产品产供区，是全国知名的长寿食品源发地，梅州柚、嘉应茶、平远橙、灵芝孢子粉、黑衣花生、蜂蜜、甲鱼、南药等一大批长寿农产品已享誉海内外。

梅州市2018年粮食作物播种面积269.51万亩、甘蔗种植面积2.57万亩、油料种植面积17.87万亩、蔬菜种植面积99.2万亩。2018年粮食产量106.23万吨、甘蔗产量5.26万吨、油料产量3.3万吨、蔬菜产量213.51万吨、水果产量133.4万吨、茶叶产量1.97万吨。2018年肉类总产量28.76万吨，其中，猪肉产量17.25万吨、禽肉产量9.7万吨。2018年全年水产品产量10.71万吨。

（二）地理标志农产品概况

目前，梅州地理标志农产品生产基地已初具规模。产品加工企业逐渐发挥带头作用，产品品牌初步建立，特色产业链、产品市场初步形成。至2018年6月，广东省已获得134个地理标志产品，其中梅州市已获批大埔蜜柚、平远脐橙、客都稻米、梅江区清凉山茶等17个国家地理标志产品，占比12.68%。这些被评为国家地理标志保护产品的梅州特产，已经成为梅州名片，通过这些产品，可以让更多的人品尝梅州美食，了解客家文化。

1. 大埔蜜柚

经过30年的发展，梅州已成为全国最大的金柚生产基地，金柚成为梅州农业的支柱产业之一，它涵盖早熟系列的蜜柚、中熟系列的文旦柚、晚熟系列的沙田柚和葡萄柚。大埔县蜜柚种植历史悠久，现已成为广东省最大的蜜柚种植基地和国内优质蜜柚种植县之一。大埔蜜柚被评为"广东十大最具人气土特产""大埔十大长寿食品"。蜜柚，又名香抛，蜜柚果肉有红色、白色、黄色之分，白色的多为传统蜜柚，而红肉、黄肉蜜柚是传统蜜柚变异株选育而成的。其中，红肉蜜柚不仅含有传统蜜柚中所有的营养成分，且其所含的天然色素对人体的保健作用更

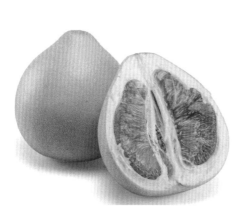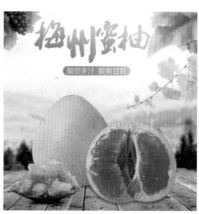

大埔蜜柚

强，它味道酸甜，肉质脆嫩，富含营养物质，是公认的最具食疗效益的水果。

2. 平远脐橙

平远县是广东省最大的脐橙生产基地。平远县北部山区生产的平远脐橙，其果顶有脐，故名脐橙。平远脐橙在平远县特定的地理环境和自然条件下，形成了其特有的品种特性，其肉质脆嫩多汁，其味甜中略酸，食之令人心旷神怡，生津止渴。脐橙具有"金玉其外、美在其中"的优良品质，自然保鲜期长达5个多月，为鲜食最佳鲜果，有"橙中之王"的美称。

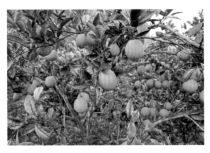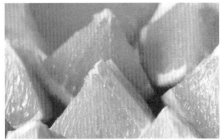

平远脐橙

3. 客都稻米

梅州历来是稻米主产区，已有2000多年的栽培历史。早在唐代，梅州就有"筑埂灌水，放养草鱼"的熟地种稻技术。在明代，梅州已有"粘、粳、糯"的分类栽培技术。清雍正七年，梅州频现嘉禾（"嘉禾"是一禾两穗、两苗共秀、三苗共穗等生长异常的禾苗，是吉祥的征兆），雍正钦定州名为"嘉应"。 梅州客家人从中原地区迁徙而来，把北方小麦"磨粉"的蒸煮文化嫁接到南方大米上，形成了特殊的客家"粄"文化、客家酒文化等。目前，梅州保留着饭、粥、粽、粉、粄、糕、酒、醋等近300多种大米食用方法。

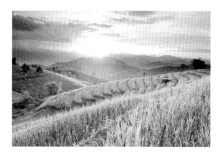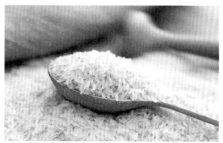

客都稻米

4. 清凉山茶

清凉山茶是梅州"九大名茶"之一，属绿茶，产于梅州市区（含梅江区、梅县区）东南部海拔近800米的清凉山。清凉山上，天然的地理环境优势，适合茶树生长。清凉山茶条索紧结匀整，气味芒香馥郁，汤色碧绿，清澈明亮，滋味甘醇。

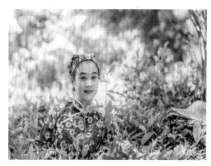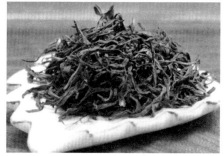

清凉山茶

（三）有机农产品概况

1. 客家情有机米

客家情有机米产自粤东北兴宁市山区罗浮镇，这里是东江之源，群山连绵，泉水潺潺，生态环境极佳；种植基地地处偏僻山区，稻鸭共作，利用鸭子进行除草、除虫、施肥、中耕浑水、刺激生长，配合太阳能频振灯诱杀害虫和增殖害虫天敌的技术，在水稻的育苗、移植生长、加工全过程中绝不使用任何化学肥料、农药、激素、转基因产品。

2. 有机绿茶（石正云雾）

梅州有机绿茶生长在粤东北的丘陵丛中，险峻奇特的南台山上，这里的水土是原生态的、可持续的。整个茶园一律使用取材于莲花山、自主研发的专用植物绿肥及农家有机肥，用传统的方式为茶树提供丰富的营养，远离了农药化肥，杜绝了水、土、空气的污染，没有农药、重金属残留。

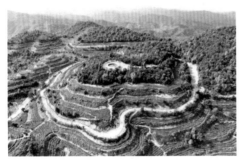

石正云雾茶场　　　　　　　　　　石正云雾产品之一

（四）其他特色农产品资源

1. 客家娘酒

客家娘酒是汉族客家人用糯米酿造的一种酒，属于黄酒，是由主要原料糯米经天然微生物纯酒曲发酵而成，不加酒精和任何添加剂，是纯天然绿色饮品，可以直接饮用，也可与鸡等一起煲。有活气养血、活络通经之功效。

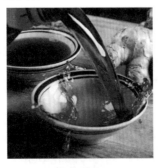 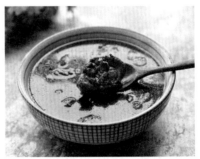

客家娘酒　　　　　　　　　　客家娘酒煲鸡

2. 梅州蜂蜜

蜂蜜是一种天然保健品，具有静心安神、润肺生津、润肠通便、美容养颜之功效。梅州生态优良，龙眼、山乌桕、鸭脚木、野桂花、柑橘、桉树、盐肤木等蜜粉源植物丰富，造就了梅州18万群蜂，蜂蜜产能占广东省1/3的先天条件。

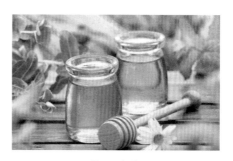

梅州蜂蜜

此外，梅州市灵芝孢子粉、葛根、竹稻米、高山茶油等农产品也远近闻名。

四、食品加工业概况

（一）总体概况

目前，梅州市农产品加工总量48万吨，农产品加工总值27亿元，农产品加工总值超过1亿的企业有7家，农产品加工总值超过5000万元的企业有26家。

2019年5月，梅州市制定了《梅州市质量兴农战略规划（2019—2022年）》，《规划》提出，将培育若干个年收入超过10亿元的大型骨干农业龙头企业，将基础条件好、上市意愿强的农业龙头企业纳入上市、挂牌培育对象；到2022年，全市省级农业龙头企业达到140家，市级以上农业龙头企业达到450家左右、家庭农场达到2500家、农民专业合作社达到5000家以上。至2022年，力争建立品牌农产品适度规模基地、培育特色农产品品牌各50个；农业产业链条不断延伸拓展，农产品精深加工水平得到提升，休闲、旅游、体验农业加快发展；全市农产品加工产值达100亿元。

（二）大型/重点食品企业概况

1. 广东裕丰食品股份有限公司

广东裕丰食品股份有限公司位于梅江区城北镇，成立于2002年，主要从事供港肉鸡养殖、屠宰加工及高温熟食制品的生产、销售和餐饮服务，生产的熟鸡、肉丸、盐焗、腊味等系列客家产品，畅销中国香港、东南亚以及"海上丝绸之路"沿线国家和地区，先后荣获"全国AAA企业诚信优秀企业""中国质量诚信企业"等称号，是梅州唯一的供港熟鸡生产商。

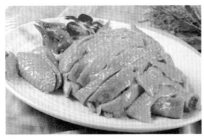
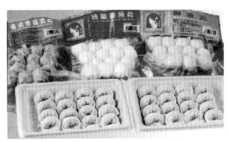

盐焗食品 　　　　　　　　　丸类食品

2. 广东顺兴种养股份有限公司

广东顺兴种养股份有限公司成立于1997年，是一家集蜜柚种植、加工、销售为一体的"广东省重点农业龙头企业"和"广东省扶贫农业龙头企业"，拥有2384亩自营蜜柚农场、15000平方米柚果加工厂，柚果日加工生产能力达300吨。拥有完整、科学的质量管理体系，旨在打造中国蜜柚的世界第一品牌。

五、基地建设与食育工作进展

（一）制度及组织机构建设

1. 为了进一步贯彻《国民营养计划（2017—2030年）》的精神，梅州市制定了《"关于建设食物营养教育示范基地"的实施意见》，同时，为帮助全面理解和正确实施食育示范，又制定了《梅州市食育示范基地建设实施要点（试行）》。

2. 为做好梅州市食育示范资源建设，完善资源单位的申报、运行和管理，优化梅州市食育示范资源，梅州市制定了《梅州市食育示范资源管理办法（试行）》。资源单位为全市食育示范提供相适应的食物营养教育教学内容、安全的活动环境，为开展研究性学习、社会实践以及组织学科教学等创造条件。

3. 成立由梅州市人民政府牵头，市分管领导任组长，其他相关单位为成员的梅州市国家食物营养教育示范基地建设工作领导小组，长效推动市食育基地建设。

（二）食育基础设施建设

梅州市食育基地发挥自身优势，结合实际，加大投入，新建和扩建了一大批食育基础设施，为开展经常性、基础性和社会性食物营养宣传教育活动奠定了良好基础。

1. 壮大主体培育基地，建设市级标准化示范园。以梅州农业十二协会为抓手，加强指导培训，2018年新增省级重点农业龙头企业17家，累计132家；新增市级重点农业龙头企业47家，累计407家；新增农民专业合作社市级示范社30家，累计4623家；新增家庭农场100家以上，累计2161家；上市企业1家；认定适度规模富硒基地30个；新增省名牌产品31个，累计115个；新增省"十大名牌"系列农产品10个，累计22个。同时，以"良地、良种、良法、良品"为抓手，建设了市级标准化示范园，新认证无公害农产品15家。依托生态环境优势，开展无公害、绿色、有机、地理标志农产品（食品）"生产链条"上的食物营养教育、科普、示范。

2. 结合农旅，打造食育实践体验基地。充分发挥青山绿水资源优势，以"全国休闲农业与乡村旅游示范县"为抓手，积极打造"一镇一特""一园一景""一村一型"的乡村休闲旅游新格局，结合农业产业和餐饮行业，以点串线带面开展食物营养科普示范建设，促进农旅、文化科普教育融合发展。一方面传播客家特色食物营养膳食文化、养生文化，另一方面迎合现代养生需求，开发富硒长寿功能食品，传播现代养生保健文化。

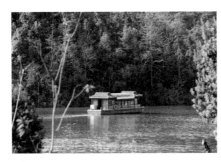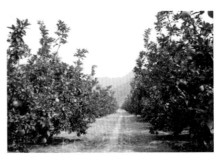

乡村休闲旅游基地

（三）食育人才队伍建设

梅州市充分挖掘食育人力资源，发挥区域食育志愿者的作用，加强食育人才队伍建设和业务培训工作，提升食育工作人员的素质能力，为开展各类食育活动，提供有力的人才支持。

嘉应学院结合本院研究生团队联合暨南大学、华南农业大学、华南理工大学、广东省农业科学院、梅州市农业科学院等科研院校，在大学生、离退休专家中招募食育志愿者，成立周六（日）大学生假日食育报告团、资深专家食育报告团和博士生食育导游团队，丰富社会食育人才队伍力量，为广大群众提供食育便民服务。

同时，加强对广东省农科院梅州分院的建设，深化"外援专家+内源专家+乡土专家"三级人才科技服务机制，推动院地合作、院企对接，培训了一支经验丰富的食育科普团队，经常深入社区、学校和企事业单位宣讲食物营养知识。

（四）食育工作进展

1. 农产品种植基地及加工企业开展食育情况

梅州市充分发挥农业食育示范的公益性作用和区域农业科研优势，积极开展农业食育科普活动，推进农业新成果、新技术、新产品转化为现实生产力。民间开展的农业食育科普旅游活动也悄然兴起，市区分布的各种民营现代化农业基地和绿色农产品基地更是以农业旅游、农业科普拓展活动吸引了众多的中小学生和市民参与。此外，全市的农业企业不再只是埋头"种田养鱼"，而是努力拉长农业产业链条，把握现代农业发展脉络，引导农业从一产逐步向二、三产延伸，建立种养、加工、观光旅游、科普教育等"一条龙"的三产融合产业链。

各农产品种植基地及加工企业根据各自实际情况，开展各式各样的食育活动。据统计，仅2018年梅州市举办的食育相关科普公益活动累计超过1000场，活动形式多样，效果明显。如部分企业邀请了各县区的群众参观食品加工工厂，让消费者了解和见证食品生产的全过程。将生产过程向消费者公开，意在让消费者更加放心地享用食物，同时通过传播食品美味、营养、安全以及均衡营养、合理膳食等知识，提高了市民的营养健康理念。

以广东顺兴种养股份有限公司为例，自2018年起，在梅州市食物营养教育示范市建设工作领导小组的指导下，广东顺兴种养股份有限公司联合梅州市餐饮行业协会、梅州市营养师协会、梅州市食品行业协会共同举办了食育科普创新公益大赛。2018年第一届公益大赛举办"梅州市食品安全与营养科学知识竞赛"，超过5千人次参与该活动，从参赛者中征集到精美科普作品逾500份。参与知识竞赛对短时间内提升民众食育素养有着明显效果，民众食育素养水平提升约12个百分点。食育科普创新公益大赛在传播食育知识中发挥了不可估量的作用，影响近1万余人，产生了强大的影响力。除了走进校园举办科普讲座，广东顺兴种养股份有限公司还积极创造实践机会，组织同学们走进公司品牌体验馆和示范工厂。此外，广东顺兴种养还携手富硒水企业，积极开展水教育公益活动，通过现场实验和专家讲座，让学生们了解科学健康饮水相关知识，强化节约用水的环保理念。

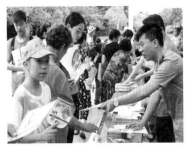 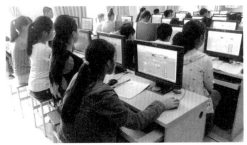

食育活动现场

2. 科研单位开展食育情况

科研单位也极其重视食育活动。近年来，梅州市农科所每年均会定期举办别开生面的食育亲子体验活动，每年参加活动的家庭超过200家，活动中把食育知识与农耕体验相结合，通过参观、农作物种植体验、浑水摸鱼等亲子拓展活动，融食育科普知识性、观赏性、趣味性于一体，轻松愉快的游戏，使亲子家庭快乐参与并积极体会，从"玩"中学到知识，不仅体验到了劳动的快乐，还收获了团队合作带来的力量，起到启发教育的作用，深受家长和小朋友的欢迎。

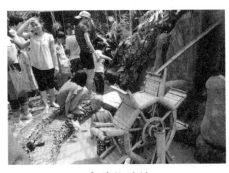 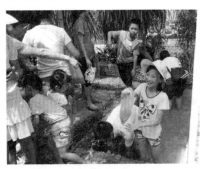

农作物种植　　　　　　　　　　浑水摸鱼

3. 实施"客家菜师傅"工程助力食育

为深入贯彻落实《国民营养计划（2017—2030年）》的精神，进一步促进梅州营养事业发展，增强与相关专业的学术交流和深度融合，促进健康饮食文化建设、塑造自主自律健康行为，满足人群对营养健康的迫切需求，梅州市实施了"客家菜师傅"工程。

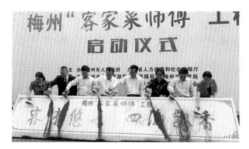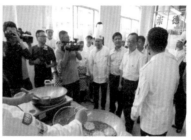

"客家菜师傅"工程启动仪式

"客家菜师傅"工程"十个一"系列活动之——开放一个展馆。梅州"客家菜师傅"工程展馆在梅州农业学校中国客家菜研发培训基地布展。展馆布置了前言、始、聚、容、扬、结束语六大展区。馆内既有关于客家菜起源、发展的历史介绍和名人名菜，也有生动形象的菜模、客家宴席，还布设了不少客家特色食材，全方位展示客家地区自身独有的地域饮食风俗和富有特色的饮食文化。参观者能从中学习、研究和体验客家菜餐饮文化的独特魅力。

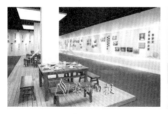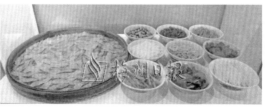

客家宴席　　　　　　　　　　客家特色食材

将科学的营养知识与梅州市悠久的客家饮食文化相结合，通过各种"客家菜师傅"工程的教育传播方式，极大地提高了居民营养知识素养，培养健康科学的饮食习惯。

（五）开展食育工作取得的成效

2018年，面向城市居民开展了食物营养教育项目，经基线调查发现居民的营养知识较缺乏，存在不良的生活方式和饮食行为。全面开展多途径、多方式的食物营养宣传教育，并运用知识、态度、行为问卷评估及健康生化等指标进行效果评价。以整群随机抽样的方式分别在干预区和对照区中随机抽选进行住户调查和整群调查。在开展食物营养宣传教育前、后进行基线调查和终期调查，间隔的时间为12个月。两次调查采用相同的调查问卷，在选定的干预区和对照区内随机抽取调查对象进行营养知识、态度、行为以及膳食等方面的调查，分析比较各人群的营养知识、态度、行为及膳食结构的现状及其变化情况。经过1年的食物营养科普教育，人们在营养知识认知、食物营养理念、饮食行为及态度上有较大改善，效果显著。通过开展食育，不仅增强了市民的身体素质，也助力了我市农业、食品、旅游等产业的发展。

第二节 内蒙古自治区敖汉旗

一、地理环境概况

敖汉旗地理坐标为北纬41°42′~43°01′，东经119°32′~120°54′，地处努鲁尔虎山北麓，科尔沁沙地南缘，地貌类型由南到北依次为南部努鲁尔虎山石质低山丘陵区、中部黄土丘陵区和北部沙质坨甸区。其中，叫来河、孟克河的中下游，老哈河一、二级台地为沿河平川区，地势平坦、土质肥沃、水源丰富，是敖汉的主要产粮区。全旗土地资源丰富，有褐土、壤土等多种类型，土壤中含有丰富而均衡的有机质、铁磷等矿物质，为农作物的生长提供了充足的养分。2002年，敖汉旗获得联合国环境规划署授予的"生态环境全球500佳"称号，优良的生态环境为生产优质农产品提供了基础条件。

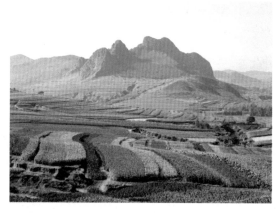

锦绣山川

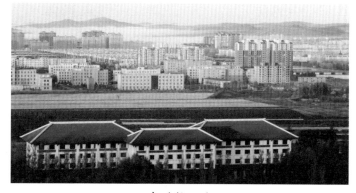

鸟瞰敖汉旗

二、饮食文化概况

一方水土养一方人。敖汉旱作农业哺育了敖汉先民，同时也蕴养了一个个文明的诞生与成长。敖汉旱作农业系统提供的食材，被敖汉先民开发制作成花样翻新的食品，调剂着单调的生活，传承着味蕾的记忆，历久而成独具特色的饮食文化。小米饭包、发糕、咯饹……这些带有敖汉烙印的特色食品，很早就是敖汉人招待远方宾朋的美味，也是敖汉游子凝结在舌尖上的乡愁。这些食品与传统节日、传统习俗糅合在一起，已化作敖汉乡土文化的血脉，在各个文明的兴替中奔流不息。敖汉旗以面食、大米饭、小米饭为主食，其中敖汉播面是赤峰市第二大美食。敖汉旗的传统食品有黏糕、豆包、煎饼、面条、饺子、饸饹、烙糕子、馒头等，副食有各种蔬菜、牛肉、猪肉、羊肉等，菜肴烹制则以炖、炒为主。

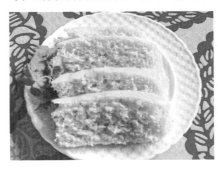 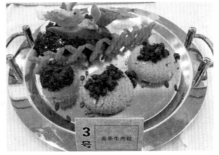

小米烙糕　　　　　　　　　　金米牛肉粒

三、农业概况

全旗耕地面积400万亩，多为丘陵区，盛产玉米、荞麦、高粱、谷子、杂豆等杂粮作物，是"世界小米之乡"、国家商品粮基地、自治区产粮十强旗县、全国县级最大优质谷子生产基地，并且敖汉地区有效积温高，昼夜温差大，光照充足，生产的杂粮品质优良、营养丰富，素有"中国杂粮出赤峰，绿色杂粮在敖汉"的美誉。

全旗牛、羊、猪、驴等大小牲畜存栏260万头，蛋鸡存栏1300万只，肉鸡出栏2000万只，肉鹅饲养量200万羽。年产肉类15万吨、鲜蛋10万吨，有"塞外养鸡第一县"之称。

全旗优质杂粮基地已发展到80万亩，其中有机农产品示范基地达到63388亩；共建成各具特色的有机农畜产品生产基地25处，其中有机作物种植基地17处、加工基地4处，有机猪肉养殖基地2处、加工基地

2处；年产有机猪肉186.5吨，产值1492万元；有机杂粮种植面积37878亩，年产7706吨，产值1.34亿元（其中，有机谷类种植基地10处，面积25032亩，年产有机小米5655吨，产值1.13亿元）。

依托"生态环境全球500佳"、旱作农业系统"全球重要文化遗产"等世界级品牌优势和丰富的土地、农畜产品资源优势，全旗农牧业蓬勃发展。谷子种植面积达到92万亩，中国作物协会粟类作物专业委员会、中国粮食行业协会分别授予敖汉旗"全国最大优质谷子生产基地""中国小米之乡"称号。兴隆沟、八千粟、孟克河、禾为贵等多个"敖汉小米"品牌获国家级金奖，并亮相意大利米兰世博会。敖汉小米、荞麦、苜蓿、鲜蛋、肉驴、北虫草获批"国家地理标志证明商标"。

敖汉旗深入挖掘品牌优势，鼎力打造小米、肉驴、沙棘、文冠果四个百亿元产业；依托金沟、惠隆、禾为贵等龙头企业，发展小米精深加工，打造"中国谷乡"；依托东阿集团强势拉动，促进肉驴产业升级，打造"东阿驿站"；依托香港伊纳维康集团，开发沙棘功能性饮料、沙棘茶、沙棘油等高档保健品，打造"沙棘之都"；依托文冠庄园，开发文冠果茶、油等系列食品药品和保健品，打造"文冠之乡"。全旗现有自治区级产业化龙头企业44家、市级10家，农畜产品就地加工转化率达56%，辐射带动农牧户15万户。

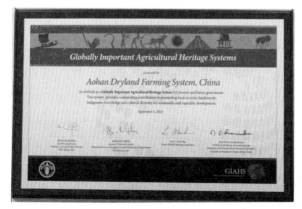

全球重要农业文化遗产

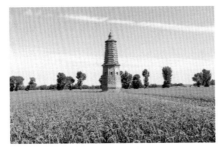

谷子生产基地

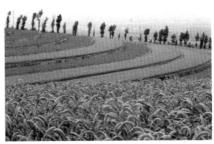

旱作农业

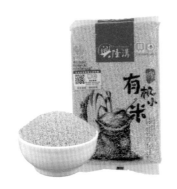

有机小米

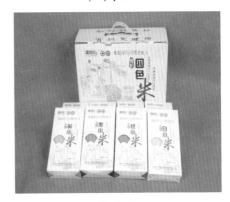

四色小米

四、食品加工业概况

敖汉旗现有取得食品生产许可证的食品加工企业71家，其中粮食加工（主要是小米加工）40家、植物蛋白和果蔬汁饮料加工5家、食用油、油脂及其制品加工4家、速冻食品加工3家、淀粉制品加工1家、白酒加工3家、蜂产品加工1家、蛋制品加工1家、糕点加工3家、调味品加工1家、肉制品加工3家、桶装饮用水加工3家、食用菌制品加工3家。重点食品生产加工企业主要有内蒙古沙漠之花生态产业科技有限公司、内蒙古金沟农业发展有限公司、赤峰市刘僧米业有限公司、敖汉旗惠隆杂粮种植农民专业合作社、敖汉旗星斗香油有限公司等。其概况如下：

1. 内蒙古沙漠之花生态产业科技有限公司

该公司成立于2003年，注册资金2000万元。公司本着"做人讲道德，产品有良心"的核心价值观，倡导原真饮品风潮，传扬健康生活，为大工业时代注入原始活力，为快节奏生活建立健康屏障，目前形成了以沙棘果汁、沙棘油、沙棘养生茶、野山杏仁饮料、无糖杏仁饮料为主体的产品体系，自有基地2000亩，栽植各类沙棘树种共计22万株，同时建有10亩育苗基地。目前，公司总资产9000万元，其中固定资产4100万元，2018年销售总额1.3亿元，利税1000万元。

2. 内蒙古金沟农业发展有限公司

公司成立于2005年，注册资本1.3亿元，现有"两个基地（养殖基地、种植基地）、一个园区（加工园区）"。公司在严格落实《中华人民共和国食品安全法》和相关的法律法规的同时，不断提升企业自身的内功修为，用科学严谨的手段，实现从蛋鸡养殖、有机肥加工到杂粮种植、粮食收储、食品加工、饲料加工各业务板块互联闭环。公司一直注重对产品质量的管控，对产品的源头土壤、水质检测、选种、耕种、田间管理，到产品加工的全过程都进行了严格的把控，确保公司生产的每一款产品均符合国家标准，现已通过ISO 9001质量管理体系认证和ISO 22000食品安全管理体系认证。

3. 赤峰市刘僧米业有限公司

公司成立于2012年，注册资本218万元，主导小米、杂粮、杂豆共5大系列58个品种的产品。公司被认定为"内蒙古自治区农牧业产业化重点龙头企业""自治区级扶贫龙头企业"。公司通过对消费者进行饮食营养及健康的引导和宣传，致力于对种植、仓储、物流、销售以及大数据反哺的全流程进行整合，让农产品有更高的供应标准、品质和市场竞争力。此外，刘僧牌小米系列产品成功进入天猫"敖汉小米官方旗舰店"以及阿里巴巴"天猫超市""大润发""盒马鲜生""三江购物"

等线上线下销售渠道，让城市消费者能吃到新鲜、安全、放心、健康的农产品。

4. 敖汉星斗香油有限公司

公司创立于1993年，注册资本200万元，年生产小磨香油400吨、芝麻酱300吨、熟榨葵花油1500吨。年可实现产值5000万元，实现利税600万元。公司以"诚信为本、质量优异、科技创新"为经营理念，秉承"品质为基、健康为先"的宗旨，传承着历史，传承着文化，传承点点滴滴的农耕文明。"星斗"品牌产品，以货真价实、绿色天然、无污染、色正味醇、香味浓郁的特质，吸引着广大消费者的眼球，主要有"星斗"牌小磨香油、"星斗"牌芝麻酱、熟榨葵花油等产品。2002年，"星斗"牌小磨香油、芝麻酱系列产品被赤峰市消费者协会评为推荐产品，消费者信得过产品，2014年被内蒙古自治区质量奖审定委员会授予"内蒙古名牌产品"称号。

5. 敖汉旗惠隆杂粮种植农民专业合作社

合作社成立于2008年，注册资金500万元，始终坚持走"合作社+基地+农户"三位一体的农业产业经营模式，生产有20多种优质产品。其中最具特色的产品是孟克河牌石碾子小米，该小米以有机种植的名优谷子为原料，用石碾子加工，不经过高温拧挤，味道自然、香甜怡人。用石碾子碾米是慢压过程，能有效地保护小米的金皮（粗粮纤维）和米尖（胚芽），碾出的米颜色金黄，喝起来味道喷香。

五、基地建设与食育工作进展

（一）开展品种试验和技术示范

1. 富硒谷子示范区建设

为提高小米的营养价值，敖汉旗开展了富硒谷子引进和示范工作，示范面积1250亩，其中丰收乡200亩，四道湾子镇900亩，萨力巴乡150

亩，示范田采取两种施肥形式：一种是直接亩施硒肥40公斤；另一种是在谷子生长期间喷施硒叶面肥两次。富硒谷子比市场谷子每斤高出0.5元。

2. 谷子新品种引进和试验

敖汉旗已经被中国谷子产业体系列为东北谷子产业带核心区，承担了东北核心产区谷子品种区域适应性联合鉴定试验，其中谷子新品种16个，对照品种1个。

3. 开展太空育种

敖汉旗杂粮品种搭载嫦娥二号飞入太空，进行太空育种。对从太空返回的4个谷子品种，荞麦、糜子、高粱各1个品种进行试验种植，通过太空航行前后的对比，选育优良品种。目前，在敖汉小米产业院士专家站的技术支撑下，已完成敖汉基地的一代和海南基地的二代试验，在海南基地发现的变异株目前已在敖汉传统农家品种保护基地进行了第三代试验，而第四代太空种子将于今年秋季到海南基地进行试验。

4. 开展敖汉小米气候品质认证

针对敖汉旗优质谷子新品种"敖谷1号"开展气候对农产品品质影响研究，设置认证气候条件指标，建立认证模式，综合评价确定气候品质等级。敖汉旗政府拨付专门经费，安排品质认证试验田两处，采取分期播种方式，探索敖汉谷子最佳播种期，为品质认证提供数据支撑。

（二）做好产品开发和认证

依托敖汉旗小米院士专家工作站的技术支撑，在中国农业大学的支持下，内蒙古金沟农业、敖汉惠隆杂粮等企业进行了杂粮系列产品的开发，重点解决了四色米口感差及营养配比的问题，进行了月子米、石碾米营养成分鉴定和营养提升研究，开展了各类杂粮配比改善口感和营养的研究。

同时，积极开展杂粮产品"三品一标"认证，2019年计划认证有机农产品3个，绿色农产品5个。

（三）开展营养教育培训

1. 举办世界小米起源与发展国际会议

敖汉旗连续举办五届世界小米大会，研讨了敖汉小米从起源到发展，从提质到建立品牌的发展历程，吸引了国内外专家学者、遗产地管理人员参与，参会人数累计0.15万人次，有力宣传了敖汉小米的文化，提升了敖汉小米的知名度。

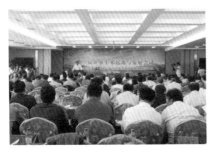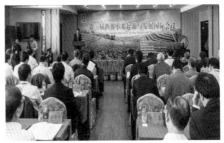

第二届及第三届世界小米起源与发展国际会议

2. 开展人才培训，提升农技人员的营养认知

依托全球重要农业文化遗产品种保护基地，开展杂粮传统农家品种展示和培训，基地占地18亩，种植以谷子为主的200多个杂粮品种，成为技术人员培训、外来人员参观考察和学生实践教学基地，年吸引2.5万人次前来参观。

依托敖汉旗农业科技示范基地开展农技人员和农村实用人才培训，年培训农民3.6万人次，其中新型职业农民400人。

3. 以线下活动为依托，开展小米的营养宣传

依托内蒙古史前博物馆、

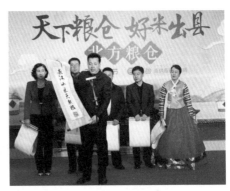

天猫新米节

华夏第一村民俗博物馆开展敖汉小米文化宣传教育培训，年接待国内外参观者4.5万人次。通过国际农博会、天猫新米节、一县一品扶贫行动等多种形式，宣传推介敖汉小米，有力提升了敖汉小米的知名度。

4. 以线上为媒介，开展杂粮的营养教育

借力央视媒体，宣传敖汉杂粮的营养价值。近年来，敖汉小米屡登央视媒体，央视七套《科技苑》《每日农经》《农广天地》，中央四套《走遍中国》《大国根基》《美丽中国乡村行》《从农田到餐桌》，中央气象频道《生态农业在中国》等节目都对敖汉小米进行了专题报道。农民日报发表文章《内蒙古敖汉旗保护种质资源》，报道了敖汉传统种质资源保护情况。

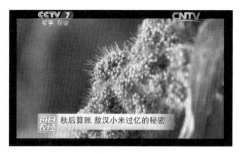

中央七套《每日农经》栏目

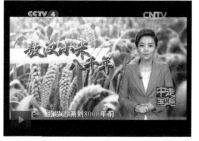

中央四套《走遍中国》栏目

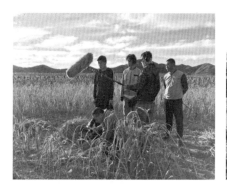

《大国农业》拍摄聚焦敖汉旱作
农业系统

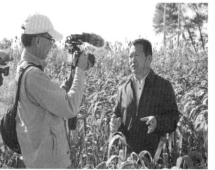

《走遍中国》采访

科研教育机构篇

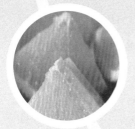

2

第三章 高等院校

第一节 陕西师范大学

一、单位概况

陕西师范大学是教育部直属、国家"西师范大工程"重点建设大学，国家教师教育"重点建设工程优势学科创新平台"建设高校，被誉为西北地区"教师的摇篮"。学校设有研究生院和21个学院，每年承担陕西省组织的干部健康教育自主选学活动。食品工程与营养科学学院（以下简称食品学院），坚持理工结合、促进交叉学科发展的指导思想，师资力量雄厚，经过20多年的不懈努力，在资源优化配置、成果转化和人才培养方面，形成了"产学研一体化，培养高素质食品工程人才"的特色。在2017年软科世界一流学科排名（ARWU）中，我校"食品科学与工程"学科进入世界一流（国内排名18），学科特色鲜明。

二、基地特色

食品学院是全校第一个建立的工科学院，在食品加工、食品营养、食品安全方面具有良好的科研和人员基础。学院拥有国家食物营养教育示范基地、中试工厂两个科普工作平台，主持了中国科协示范活动资助项目"食品营养与安全科普知识宣讲基层行"。拥有陕西省果蔬深加工工程技术研究中心、省食品绿色加工与安全控制工程实验室、中俄食品与健康科学国际联合研究中心、陕西省谷物科学国际合作中心、省农产品贮藏加工危害因子风险评估实验室等多个省部级研究基地与平台。此外，陕西省食品科学技术学会、陕西省农业工程学会，国家苹果产业技术体系加工研究室、国家燕麦荞麦产业技术体系功能特性与加工研究室均设立在我院。

食品学院在教学上注重基础知识普及、现代食品营养理念和新技术的培养，学院设有营养教育专业，开设了《生活中的食品化学》《人体健康与无损检测》《食品营养与健康》《中国茶文化》《食品文化与鉴赏》《基础医学与疾病预防》等课程，为营养教育示范基地建设提供理论基础支持。

三、基地建设与食育工作进展

（一）食育基础设施建设

陕西师范大学食品学院从硬件设施建设、人才培养、课程设置等方面开展营养教育工作。学院实验室总面积4472m²，其中，食品中试实验室面积2500m²；价值千元以上的仪器设备共有2297台（件），总价值2783万元，能满足我院及校内相关专业本科生、研究生的需求，为科研成果转化及为社会服务搭建中试孵化平台，旨在将食物营养教育基地建设成为立足西安辐射西北的标杆性基地，为广袤的西北部地区营养教育提供理论和实践的渠道与方案。

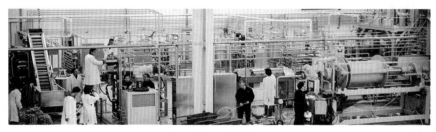

食品学院中试车间

（二）食育人才队伍建设

基地现有教职工67人，其中教授11人，副教授23人，高级实验师3人，全部参与到了食育工作中。教授、副教授占总人数的50.7%，48人具有博士学位，32位教师具有海外留学经历，是一支高学历、结构合理、素质优良、富有活力的队伍。此外，食育人才队伍中有国务院政府特殊津贴专家3人，全国优秀科技工作者、全国巾帼建功标兵1人，农业部产业技术体系岗位专家2人，陕西省计划2人、陕西省科技新星2人、陕西省科协青年托举人才、陕西省中青年科技创新领军人才、香江学者各1人。多名教师同时也在国内外学术机构、学术期刊和食品安全相关的事业单位担任社会职务，尽自己所长传播食物营养与健康知识。

（三）食育工作进展

1. 开设食育相关的选修和必修课程

食品学院为在校本科生（500余人）和研究生（180余人）开设食品相关课程，如食品化学、食品营养学、食品生物化学、食品微生物学、食品标准与法规、食品分析与检验、食品资源与利用，以及高级食品化学、分子生物学与生物技术、现代食品加工与装备、试验设计与数据分析等，为现代食品领域优秀人才培育打下坚实的基础。

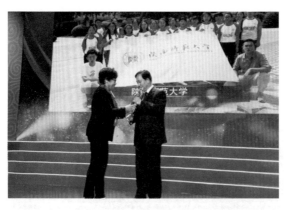

国家粮食局党组成员、副局长曾丽瑛为陕西师范大学授奖

2. 开展食品安全与营养知识宣传活动

（1）学校积极参与全国爱粮节粮宣传周活动，举办了"节粮爱粮，科技支撑"活动。通过校内广播、电视、网络以及学生会、班会等，在

校内开展节约粮食光荣、浪费粮食可耻的宣传工作，培养学生"俭以养廉、俭以修德"的品格。启用了自助称量售饭系统"打菜神器"后，每日（在校学生3万人）节约饭菜约850公斤，全年（按10个月）节约饭菜达25.5万公斤。通过对节粮爱粮相关食育知识的宣传，增强了广大师生勤俭节约的意识。

（2）2018年3月15日，食品学院绿之洲食品学社举办了"舌尖上的饮食安全"宣讲活动。活动受众200余人，增强了消费者的食品安全意识，对校内的餐饮起到了一定的监督作用。

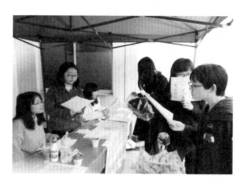

"舌尖上的饮食安全"宣讲活动现场

（3）2018年7月15-20日，食品学院暑期社会实践活动于陕西省渭南市大荔县举行。同学们深入区县对当地居民进行食品安全与食物营养知识的科普宣传，使食物营养与健康的理念深入人心。

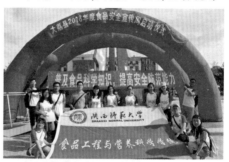

大荔县2018年度食品安全宣传周启动仪式

（4）2018年5月，学校主办了第三届"新零食"创意设

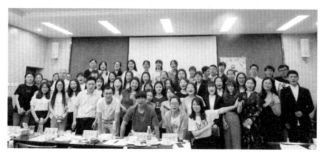

第三届"新零食"创意设计大赛

计大赛，活动提高了学生的创新和动手能力，加深了学生对食物营养的认知，提升了学生们食物营养与健康的理念。

3. 举办食育相关讲座

2017年11月21日，食品学院教师代表参加莲花大讲堂活动，并作了题为《餐饮食品安全与风险管控》的培训报告，100余人参与。

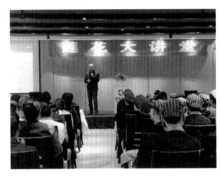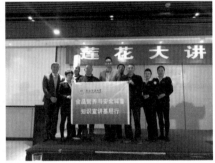

食品学院教师代表参加莲花大讲堂活动

2018年3月14日，西安市应急办在未央区华浮宫举办应急管理大讲堂活动，食品学院胡新中教授受邀围绕食品安全开展大讲堂，政府部门等相关单位共200余人参加了此次活动。

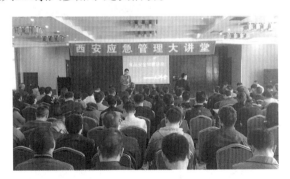

食品学院参与西安应急管理大讲堂活动

2018年4月13日，受西安市食品药品监督管理局的邀请，食品学院张清安老师作了题为《饮食文化与食品安全—舌尖上的饮食文化与安全》的报告，受众100余人。

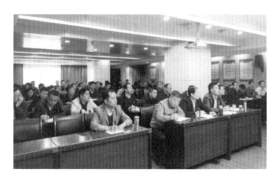

开展题为"饮食文化与食品安全—舌尖上的饮食文化与安全"的报告

2018年4月19日，食品学院张清安老师受陕师大附小邀请，作了题为《食品营养与安全科普知识校园行》的报告，引起了小学生对科学饮食的广泛兴趣，受众近300人。

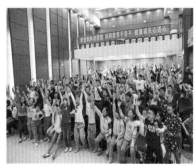
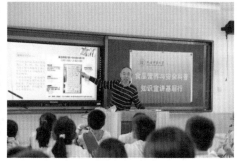

开展题为"食品营养与安全科普知识校园行"的报告

2018年5月7日，张清安老师受邀为陕西隆昌源餐饮管理有限公司108名员工，作了题为《营养素与常见食物营养》的科普讲座。

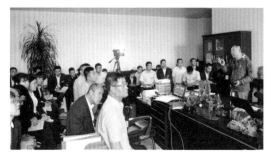

开展"营养素与常见食物营养"科普讲座

4. 搭建线上营养教育交流平台

2017年，食品学院印制了《燕麦荞麦膳食指南》，并制定了系列视频（6集），通过网站、公众号、电视节目等形式，对燕麦荞麦的营养价值及如何合理搭配膳食等内容进行了宣传，受到业内和消费者的欢迎。

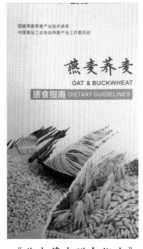

《燕麦荞麦膳食指南》

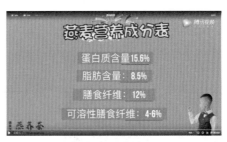

科普视频截图

（四）基地建设成效

陕西师范大学自2017年获批首批国家食物营养教育示范基地以来，在食育方面取得了一定的工作成效：

1. 节粮爱粮，科技支撑活动的举办，以及"打菜神器"在全校范围的使用，有力促进了学生自觉养成爱粮、节粮的习惯。2017年10月16日，在由国家粮食局、农业部、教育部、科技部等主办的2017世界粮食日全国爱粮节粮宣传周启动仪式暨颁奖典礼上，我校作为全国十家"爱粮节粮之星"中唯一的集体获奖单位接受表彰。

2. 食品学院开设10余种食品营养与安全相关课程，每年培养各类（博士、硕士研究生，本科生）食品领域专业人才680余人。

3. 学校深入政府机关、小学课堂、社区、企业等，开展食品安全与营养科普知识演讲、调研等活动9次，直接受益1600余人。有效地引导消费者科学消费，避免陷入食品安全误区，增强了消费者的食物营养与健康意识。

4. 出版印制《燕麦荞麦膳食指南》2000册，制定"燕麦荞麦膳食指南"系列视频宣传片6集，并通过多种媒体进行宣传推广，广受欢迎。

5. 在与食物营养相关的科研方面也取得了较好成绩，2018年食品学院以第一单位发表相关学术论文151篇［SCI（特级），86篇］；科研立项54项（国家级6项，省部级11项），获得科研经费1690.88万元；授权专利18项，出版教材2部。此外，食品学院获2018年中国产学研合作创新个人奖1项，陕西省科学技术奖1项，陕西省高等学校教学成果奖1项，第十二届陕西青年科技奖1项，陕西省优秀科普奖1项，陕西省科技工作者创新创业大赛奖3项。

第二节　河南工业大学

一、单位概况

河南工业大学是河南省人民政府与国家粮食局共建高校，始建于1956年，2013年招生食品营养与检验教育专业，2018年获批博士学位授予单位。学校坚持"扎根中原，立足行业，服务全国，面向世界"的办学定位，具备完整的学士、硕士、博士三级人才培养体系，是教育部"中西部高校基础能力建设工程"和"卓越工程师教育培养计划"建设高校，在推动行业、区域和国家经济社会发展，面向社会开展食物营养科普等方面均取得了优异成绩。

二、基地特色

粮油食品学院是河南工业大学最具特色的重点优势学院之一，以培养粮油食品行业人才为办学定位，现已成为国内粮油食品领域规模最大、专业设置最完整，具有鲜明专业特色和雄厚科技实力的学院，成为我国培养粮油食品领域高素质应用型人才的重要教育和科研基地。学院坚持科研服务教学，倡导科教融合，构建"产、学、研"相结合的发展模式，为现代新型食品营养专业人才的培养提供良好的平台。学院开设有食品营养与检验教育专业，专门培养能够从事食品开发、营养配餐、社区营养指导及检验检疫等工作的食品营养与检验教育专业技术人才。学校承建的中国粮食博物馆是集收藏、展示、教育、科研、科普为一体的重要文化基地，且一直承担着世界粮食日河南分会场和全国爱粮节粮宣传周活动的组织开展，采用多种宣传方式引导公众科学消费，健康生活。学院开设有"全国粮食行业教育培训基地"，为政府机构、企事业单位提供各类人才发展方面的研究与培训项目的服务。河南工业大学粮油食品学院以这些优良的科教平台为依托，高效推进了食物营养教育及科普工作的实施和推广。

三、基地建设与食育工作进展

（一）食育基础设施及平台建设

粮油食品学院依托学科优势，建设了河南省粮油食品安全检测与控制重点实验室、河南省谷物资源转化与利用重点实验室、河南省高等学校"粮油精深加工与品质控制"重点学科开放实验室等省部级特色平台，目前学科优势平台达16个，为营养相关专业的本科生、研究生培养，科研成果转化及社会服务等工作的顺利开展奠定了较好的硬件与基础设施条件。同时，依托特色学科的沉淀积累，河南工业大学承建了中国粮食博物馆，建筑规模1.6万平米，拥有文物藏品1万余件，2013年5月中国粮食博物馆对外开放，已累计接待国内外游客30余万人次，成为全国粮食文化交流中心和粮食文化科普教育基地，是中国高校博物馆专业委员会副主任委员单位。此外，依托河南工业大学优势教育教学资源，2011年4月国家粮食局批准设立全国粮食行业（郑州）培训基地。自郑州培训基地设立以来，充分发挥了高校服务行业的积极作用，依靠粮食行业各级行政主管部门和大型企事业单位的支持和帮助，为政府机构、企事业单位提供各类人才发展方面的研究与培训项目共计120余次。

（二）食育人才队伍建设

基地通过高层次人才引进、国内外进修交流、企业挂职锻炼和聘任行业兼职教师等四个方面开展人才队伍建设。引进博士学位人才26位，其中10位具海外留学经历，12人进行了访学交流，其中国外访学8人次。目前食品专任教师52名，其中食品营养相关专业教师18名，拥有博士学位者43名，占专任教师的82.7%。新进教师在河南安阳市汤阴县食品产业集聚区进行为期6个月的生产实习和挂职锻炼，从而促进科教融合。同时，聘任食品行业中资深管理者或技术人员担任兼职教师，参与本科教学课程设计及实践课的教授与指导的工作，促进行业实际需求与人才培养的结合。

（三）食育工作进展

1. 开设食育相关的选修及必修课程

学校开设了丰富的食育选修及必修课程，共计18门。其中，主要的必修课有食品营养学、食品安全学、食品毒理学、食品分析、食品工艺学、食品化学、食品免疫学、食品质量检验技术等；主要的选修课有食品营养学、食品添加剂、功能性食品、中国饮食文化等。2017—2018学年授课人数达7000人次。

2. 开展食育培训

2017—2018年，河南工业大学粮油食品学院积极承办食育培训类活动，极大地推动了学校食育工作的开展，充分发挥了基地的示范带头作用，代表性的食育培训活动如下：

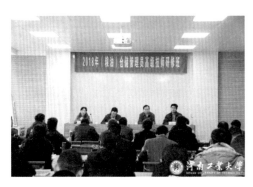

开设2018年（粮油）仓储管理员高级技师研修班

（1）2018年（粮油）仓储管理员高级技师研修班

由国家粮食和物资储备局主办，河南工业大学承办的"2018年（粮油）仓储管理员高级技师研修班"于12月11日上午在莲花街校区正式开班。来自全国各省区和中央企业推荐的38位学员及教师代表参加了本次培训。

（2）2018年现代粮食物流发展高级研修班

由国家粮食和物资储备局主办，河南工业大学承办的2018年人社部专业技术人员知识更新工程项目"现代粮食物流发展"高级研修班于11月19日上午在莲花街校区

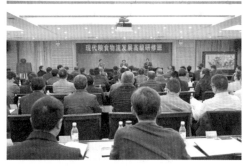

开设2018年现代粮食物流发展高级研修班

开班。来自全国各省区粮食和物资行业的七十位学员参加了本次培训。

（3）全国粮油加工产业升级高级研修班

受国家粮食局委托，由我校承办的"2017全国粮油加工产业高级研修班"于10月23日上午在莲花街校区开班。

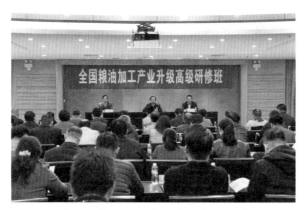

开设全国粮油加工产业升级高级研修班

3. 举办学生食育比赛

2017—2018年共举办5场食育比赛类活动。具体活动如下：

（1）举办第七届"厨艺工大"

为贯彻党的实践教育方针，推进"光盘行动"。2017年12月11日下午，在河南工业大学第一餐厅一楼开展了以"让青春在舌尖飞扬"为主题的河南工业大学第七届厨艺大赛。

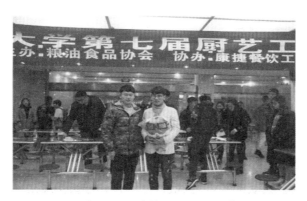

"河南工业大学第七届厨艺大赛"

（2）举行2017"养乐多"全国高校食品创意大赛宣讲会

2017年5月15日，为促进大学生自主创新、科技创新，粮油食品学院于4211教室举行2017"养乐多"全国高校食品创意大赛宣讲会。

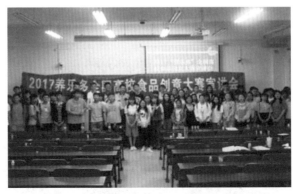

2017"养乐多"全国高校食品创意大赛宣讲会

（3）举办第八届"厨艺工大"

为丰富学校学生的课余生活，提升学生的生活技艺，2018年3月24日下午，粮油食品学院在第一餐厅举行以"用厨艺展现青春"为主题的第八届"厨艺工大"。

（4）举行第一届安琪酵母杯大学生创新竞赛宣讲会

2018年3月27日，在粮油食品学院八号楼捷赛厅，举行了第一届安琪酵母杯"营养、健康、美味食品"大学生创新竞赛宣讲会。

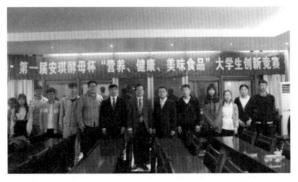

第一届安琪酵母杯大学生创新竞赛宣讲会

（5）举办"第九届盼盼食品杯烘焙食品创意大赛"宣讲会

为鼓励大学生积极创新，开发营养、健康、美味食品，由中国食品科学技术学会、福建省盼盼食品集团主办的"第九届盼盼食品杯烘焙食品创意大赛"开赛。2018年5月15日晚，大赛宣讲会在粮油食品学院八号楼捷赛厅顺利举行。

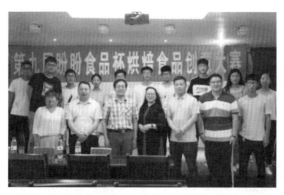

第九届盼盼食品杯烘焙食品创意大赛宣讲会

4. 举办学术报告及知识大讲坛活动

（1）工大讲坛讲述食品科学与人类文明

2018年6月23日上午，第203期工大讲坛在莲花街校区学术报告中心成功举行。中国食品学会面制品学会秘书长、河南省创新型科技团队带头人、河南省科技创新杰出人才、河南省教学名师、河南工业大学博士生导师陆启玉教授做客工大讲坛，为学校师生带来了一场题为《食品科学与人类文明》的讲座。

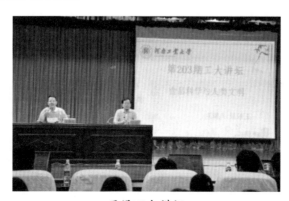

开设工大讲坛

（2）举办"食品纳米技术在食品加工与安全工程中的应用"学术

报告会

2018年1月4日，由粮油食品学院主办的"食品纳米技术在食品加工与安全工程中的应用"学术报告会在粮油食品学院学术报告厅举行，百余名教师和研究生参加了此次报告会。

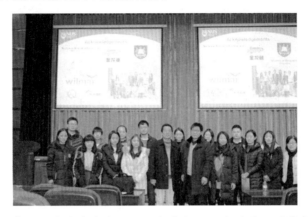

主办"食品纳米技术在食品加工与安全工程中的应用"学术报告

5. 接待参观活动

河南工业大学作为国家食物营养教育示范基地，充分利用学校的中国粮食博物馆、食品实验室、粮食营养品质科研团队等优势资源，组织接待社会团体、学校等单位的参观活动，充分发挥食育基地的示范作用，积极推动食育工作开展。

（1）中国粮食博物馆开放日参观活动

为了让郑州市居民和广大中小学生及幼儿园儿童更好地了解我国几

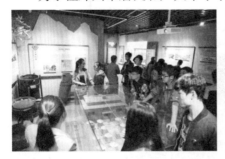
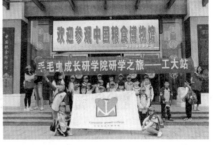

中国粮食博物馆开放日参观活动

千年来的粮食文化，河南工业大学定期开放中国粮食博物馆，接待郑州市居民、幼儿园及小学生来参观学习，普及中国粮食发展史和饮食文化。

（2）中国粮食博物馆学习交流活动

为了充分发挥粮食博物馆的食育作用，河南工业大学积极与国内外高校开展互访活动，邀请其他高校师生前来参观，交流中国粮食文化、中国粮食历史变迁、中国粮食工业发展史等。先后接待了英国亚伯大学交流团、郑州市高校大学生记者团来访。

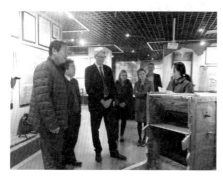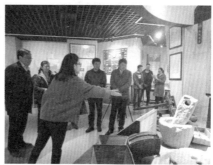

中国粮食博物馆学习交流活动

（3）粮油食品学院实验室开放日活动

河南工业大学粮油食品学院将专业教育和科普宣传密切结合，定期举办实验室开放日活动，先后承接了小学生"毛毛虫之旅"的蛋糕制作、高新区外国语小学的学生食品制作实践等活动。

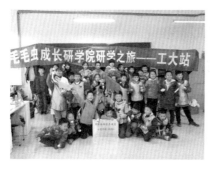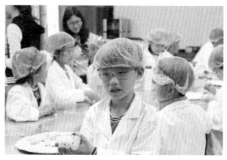

粮油食品学院实验室开放日活动

6. 开展主题日活动

（1）以全民营养周为契机，开展食物营养知识进社区活动

为了让大家更好地了解我们日常所食用食物的营养价值，河南工业大学粮油食品学院以全民营养周活动为契机，在学府嘉园举办了以"合理膳食、天天蔬果、健康你我"为主题的社区食育宣传活动，向社区群众普及食品营养与安全知识。

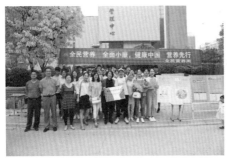 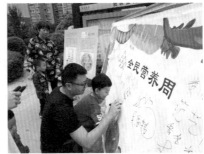

社区食育宣传活动

（2）以世界粮食日为契机，举办食育活动

2018年10月16日是第38个世界粮食日，在河南工业大学莲花街校区举行了第38个世界粮食日和粮食安全系列宣传活动启动仪式。

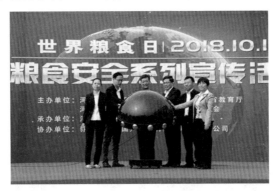

第38个世界粮食日和粮食安全系列宣传活动启动仪式

7. 加强校企合作，发挥食育基地的产学研结合功能

河南工业大学粮油食品学院积极开展校企合作，促进学生对食品

企业的了解，同时通过学生实习，积极宣传食物营养知识，推动食育工作的长期、持续开展。先后和河南顶尖教育信息咨询有限公司、佛山市禅城区粮油检测中心等单位签约，建立了校企合作机制，推动食育工作从高校走向企业，实现校企共创、共赢的食育工作新局面。

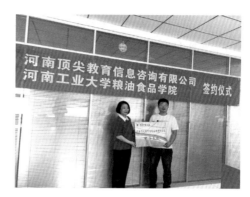

积极开展校企合作

8. 食育相关的科研活动

2017—2018年，粮油食品学院在食物营养方面进行了一系列的研究，取得了丰硕的成果，发表了多篇中英文文章，授权了多项专利。

（四）食育工作进展

基地以积极服务于粮油食品行业为己任，自基地建设以来取得如下成绩：

1. 食育基础设施建设方面，建设了河南省粮油食品安全检测与控制重点实验室、河南省谷物资源转化与利用重点实验室、河南省高等学校"粮油精深加工与品质控制"重点学科开放实验室等省部级特色平台，目前学科优势平台达16个；承建了中国粮食博物馆，开放已来接待国内外游客30余万人次，成为全国粮食文化交流中心和粮食文化科普教育基地；建立了全国粮食行业（郑州）培训基地，先后为政府机构、企事业单位提供各类人才发展方面的研究与培训项目共计120余次。

2. 食育人才队伍建设方面，通过高层次人才引进、国内外进修交流、企业挂职锻炼和聘任行业兼职教师等四个方面开展人才队伍建设，引进高层次博士人才26名，国内外访学12人，新进教师产业区实习或挂职半年，聘任行业专家4人参与教学和实践指导活动。

3. 食育活动开展方面，开设了食育选修、必修课程共计18门，一年内授课人数达7000人次；2017—2018年，基地共承办食育培训类活动28场，其中举办讲座2场，食育比赛类5场，食育大型宣传活动1场；2019年5月举办了以"合理膳食、天天蔬果、健康你我"为主题的社区食育宣传活动，向社区群众普及食品营养与安全的知识，均取得良好的效果。

第三节　上海海洋大学

一、单位概况

上海海洋大学是一所以海洋、水产、食品学科为特色，农、理、工、经、管、文、法等学科协调发展的多科性应用研究型大学，是上海市人民政府与国家海洋局、农业农村部共建高校，2017年9月入选国家"世界一流学科建设高校"。学校设14个学院（部）。

二、基地特色

上海海洋大学具有区位优势，可扩大食育基地的国际影响力。学校坚持举办和参与2016—2019连续四届"食品与健康国际研讨会"等近百场国际学术会议，积极促进了与世界各地的交流，扩大了国家食物营养教育示范基地在国际学术界的影响。上海海洋大学食品学院前身为吴淞水产学校水产制造科，创建于1912年，1952年命名为水产加工系，1986年更名为食品科学技术系，1993年成立食品学院。食品学院担负着培养食品加工、食品安全、制冷与空调行业高级技术人才的教学、科研和管理任务。自1952年11月1日正式成立上海水产学院以来，食品学院（系）已为国家培养了食品加工、食品安全、制冷技术等领域人才近1.5万名，遍布国内外食品、水产、轻工、商业、外贸、交通、国防、电子工业、高等教育及科学研究等领域，不少毕业生还走上了重要领导岗位。

三、基地建设与食育工作进展

（一）食育基础设施建设

食品学院形成了食品营养安全检测和评价、食品营养加工工艺研究和装备开发、食品生物技术研究等实验平台，拥有食品科学与工程实验教学中心（国家级试验教学示范中心）、国家级大学生校外实践教育基地，并购置了一大批先进的大型仪器设备，建成了重点实验室中的大型仪器实验平台，这些设施为开展食物营养教育提供了基础保障和强有力的技术支撑。此外，学院围绕食品营养、食品安全，聚焦膳食营养宝塔，进行了大量的食物营养科普工作，已专门开设食品营养与安全科普教育公开网站（网站地址http://spxy.shou.edu.cn/spyykp/list.htm）。

此外，为充分发挥食育基地的接待与展示功能，提升食育基地的服务功能，在已有场馆、设施的基础上计划增建1000m²的食育基地，选址为食品科学与工程国家级实验教学示范中心，2020年度用于食育基础设施建设的金额预计105万元，包括科普教育场馆建设、装修、网站建设及相关展示辅助材料购置。拟对现有的实验楼门厅、过道及会议室、接待室、展示室进行改造，以接待非专业人员的参观，同时，实验楼将增建一定的安全设施。

（二）食育人才队伍建设

食育人才队伍的建设依托上海海洋大学食品学院。食品学院现有教职工128人，专任教师88人；其中教授31人、副教授29人；博士生导师8人、硕士生导师48人；博士学位比例超过80%；近70%的教师有海外留学和访学经历。当前已形成一支学缘结构、梯队结构较为合理、并具有较高学术水平、以中青年教师为主的人才队伍。学院还聘请了数十名国内外相关领域的知名专家和教授担任本学科名誉、客座或兼职教授,邀请他们定期来校讲学、联合培养研究生并开展合作研究等。

（三）食育工作进展

1. 承接国家及政府部门的重要活动和重点工作任务

（1）参与国家重大活动中的食品安全保障和宣传。服务上海进博会、国际泳联世界锦标赛等重大活动,收到多份感谢信。

（2）承接政府重点工作任务。参与2018年上海市质量技术监督局组织的食品安全宣传材料"啄木鸟"专项搜索行动团队,受到业界好评及领导表扬。承接上海市食品药品监督管理局委托的"食品药品安全舆情监测"工作。长期与上海市市场监管局合作开展科普教育培训工作,针对食品安全执法一线管理干部及工作人员开展科普教育,2017—2018年培训人员超过3000人次。

2. 坚持科普一线,解惑民众关注的食品安全及营养问题

（1）与上海市食品学会合作举办食品安全及营养科普进社区、中小学科普宣传活动

自2000年以来每年举办科学商店、食品安全及营养进社区、食品科技节等活动,为居民、中小学生提供优质的科普服务,受众达百万余人。其中科学商店活动除了在日常门店服务外,还积极参与到全市科普宣传,服务覆盖全市,走向全国。

（2）举办"全民营养周——第十八届食品科技文化节"活动

为积极响应全面建成小康社会的号召,进一步提升市民的食物营

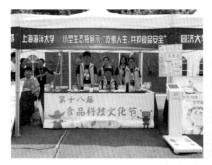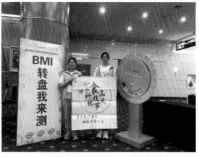

全民营养周——第十八届食品科技文化节活动

养与安全意识，2019年5月14日下午，上海海洋大学食品学院组织本科生、研究生、留学生代表一同开展"全民营养周——第十八届食品科技文化节进崇明"启动仪式，并于5月11日走进杨浦区和浦东区，于5月25日正式走进崇明会场。

在此次活动中，志愿者们精心准备了三个环节："食品知识知多少""膳食宝塔大科普"和"血糖体脂测一测"，从各个方面调研了当前市民对食物营养与安全的态度。在小游戏环节，市民回答相关小知识后就会

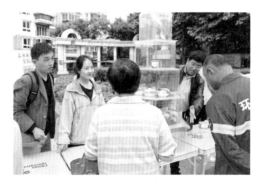

膳食宝塔大科普

获得一个BIM自测小转盘，不仅让市民了解食物营养与安全的相关知识，还认识到食物营养与平衡体重体脂之间的关系。

展台正中间摆放着膳食宝塔模型，逼真的各类食物模型吸引了许多市民驻足停留。志愿者向市民讲解了膳食宝塔的由来和结构，同时对市民提出了一些健康饮食的建议，劝诫大家在平时忌荤、油、盐。市民纷纷表示对很多食材的认识都存在误区，以后需要在食物营养搭配上多多注意。

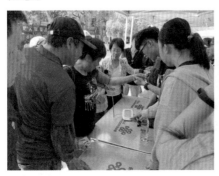
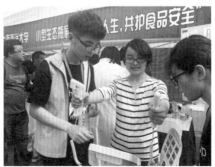

血糖体脂测一测活动

此外，食品学院的研究生志愿者为市民进行血糖、血压和体脂的检测，通过检测结果调研市民的饮食结构和饮食习惯，并用自己专业的知识为大家解答了有关测量数据的疑问，针对性地给出了食物营养与安全的建议，让市民了解如何调整饮食习惯来改善自身的身体素质。根据对群众的走访和调研，食品学院针对当地居民的饮食习惯，制订出一套系统的食品营养与安全科普方案，并开展了持续一周的专业知识技能培训，包含体脂检测分析、膳食结构宣讲、食物添加剂解读、农残快检等群众亟须了解的内容。通过志愿者们的科普与实验演示，市民不仅掌握了食物营养与安全的相关知识，学会了蔬菜中农药残留的检测方法，还改变了对食物添加剂的传统看法。

（3）参加食品安全宣传周启动仪式并接受授旗

2019年6月25日，食品学院师生参加了以"尚德守法 食品安全让生活更美好"为主题的浦东新区2019年食品安全宣传周启动仪式，并作为学生志愿代表接受授旗。

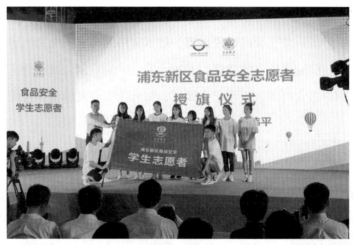

食品学院学生志愿者接受授旗

食品学院与浦东新区食药安委各成员单位、新区食品安全管理协会，携手上海嘉里、蒙牛、清美等食品企业，现场开展"食品安全FUN

市集"，为市民提供食品安全咨询服务。喻勇新老师以诺如病毒的防控为主题进行专业讲解，向来往市民传播食品安全科普常识，让大家直观地体验食品安全的重要性。

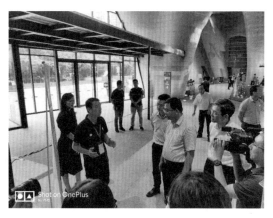

喻勇新老师向浦东新区常务副区长姬兆亮讲解诺如病毒防控

食品学院的同学们作为学生志愿者为活动现场提供专业的志愿服务工作。食品安全知识解答、蔬菜农残检测检验、膳食宝塔的解读等，传递生动鲜活的科学知识，一展上海海洋大学学子的专业风采和

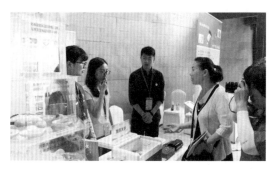

学生志愿者向市民解答食品安全相关知识

青春风貌，体现了食品学院师生保障人民群众"舌尖上安全"的决心，获得了现场群众的一致好评。

（4）临港一中师生来食品学院参加"食品与科技"一日体验活动

2018年6月26日，在食品学院新落成的实训中心基地里迎来临港一中30位初一学生和4位老师代表，他们将在这里参加一场"食品与科技"的参观及体验交流活动。

本次活动开展了酸奶制作和创意设计体验、鸡蛋的新鲜度判定、常见饮品的pH测定等内容。师生首先聆听了关于酸奶制作和创意品尝的报告，随后参加了酸奶创意设计和制作体验活动、鸡蛋的新鲜度判定活动以及常见饮品的pH测定科学趣味小实验。

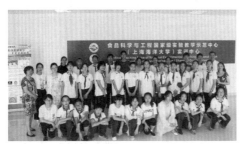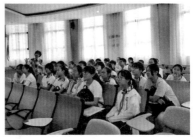

"食品与科技"参观体验活动

3. 深入基层,组建食品质量安全与营养科技服务团

成立"食品质量安全风险评估""水产品低温物流关键技术研发与设备创新""水产品加工及综合利用""四大家鱼增值团队知识"等科普服务团,深入企业和基层开展技术服务和科普教育;科普服务团足迹遍布国内30余个省市,产生显著社会效益。

(四)食育效果评价方法建设

从以下方面开展和落实对食育工作的评价:

根据本基地食育科普工作特点,结合本单位科普效果评价的目的和原则,尝试提出了食育工作评价指标体系。一级指标分为科普宣讲报道、科研实验室开放、科普产品、科普信息化、获奖情况五类,下设9个二级指标,在二级指标的基础上,又下设20个三级指标(见表2)。

表2 食育工作评价指标体系

一级指标	权重	二级指标	权重	三级指标	权重
科普宣讲报道A1	0.25	科普讲座B1	0.5	内容吸引力C1	0.35
				形式互动性C2	0.4
				受众人数C3	0.25
		媒体采访B2	0.5	采访人次C4	0.4
				播出、见报(刊)量C5	0.6

续表

一级指标	权重	二级指标	权重	三级指标	权重
科研实验室开放A2	0.25	实验室开放 B3	1.0	开放次数C6	0.45
				参观人次C7	0.55
科普产品A3	0.15	原创科普产品 B4	0.6	图书种类C8	0.5
				文章数量C9	0.5
		集成科普作品 B5	0.4	图书种类C10	0.35
				文章数量C11	0.35
				展品和展项C12	0.3
科普信息化A4	0.2	科普频道 B6	0.45	更新频度C13	0.45
				访问量C14	0.55
		新媒体 B7	0.55	粉丝（关注）数 C15	0.45
				传播力C16	0.55
获奖情况A5	0.15	部门内获奖 B8	0.4	获奖等级C17	0.55
				获奖人次C18	0.45
		部门外获奖 B9	0.6	获奖等级C19	0.55
				获奖人次C20	0.45

（五）基地建设成效

上海海洋大学开展的食品安全与营养健康科普教育宣传工作具有多样性、持续性和广泛性的特点，参与师生众多、受众广泛，切实提高了市民的科学素养，有助于加快上海市的食品安全与营养健康保障及科普宣传水平。具体体现在以下几方面。

1. 搭建和完善了政府、行业、企业、高校、社区联动合作平台

活动秉承"政府主导、行业主动、高校联动、媒体跟动"的理念，在政府部门的引导下，高校和企业、行业协会、社区实现资源共享，共同参与，紧密协作，在政府部门的引导下实现了联动，搭建和完善了政府、行业、企业、高校、社区联动合作平台，建立了多方参与的社会化

食品安全宣传教育网络体系。

2. 活动形式多样，有效地宣传了食品安全

通过群众喜闻乐见的方式宣传科学饮食，普及食品安全知识，增强了市民的食品安全意识，提高了识假辨假和自我保护的能力；树立了科学健康的饮食观，促进了市民养成良好的饮食习惯。

3. 建立媒体应对机制，增强市民食品安全信心

相关科普活动得到了文汇报、新闻晨报、新闻晚报、新闻娱乐频道、东方广播等媒体的广泛关注和传播。多位专家教授参与了"今日印象"栏目中明星厨房"找碴"活动，为市民们现场讲解厨房中的食品安全科普知识，反响良好。

第四节　吉林农业科技学院

一、单位概况

吉林农业科技学院是吉林省省属公立全日制普通本科高校，占地面积198万平方米，建筑面积34.9万平方米，教学科研仪器设备总值达1.51亿元。学校设有经济管理学院、动物科技学院、中药学院、农学院、生物与制药工程学院、食品工程学院、电气与信息工程学院、机械与土木工程学院、外国语（国际交流）学院共9个办学学院，以及马克思主义学院、体育教研部和继续教育学院等教学机构。

二、基地特色

在长期从事高校餐饮服务工作中，逐渐形成了具有吉林农业科技学院特色的高校后勤餐饮经营管理服务理念。在经营管理上，坚持推行自

主办伙与目标管理窗口相结合的双轨经营管理模式，初步形成了"相互竞争、相互促进、和谐发展"的餐饮经营管理格局。目前，学校饮食服务中心形成了既有以大锅菜和小炒为主体的基本伙食，又有南北风味、大众小吃、种类齐全的风味档口，还有满足会议等活动需求的宴会餐厅，形成了各具特色、多层次、多类型综合餐饮服务网络。学校饮食服务中心通过不断探索，积累了成熟的大型集体伙食组织、管理和服务经验，始终把食品安全工作作为重中之重，坚持和完善了集中采购制度、食品检验制度、质检监督制度、卫生检查制度、食品留样制度和成本核算制度，始终坚持"严、细、精、恒"的管理理念，努力做好餐饮保障工作，和谐推进"学校满意、领导放心、师生满意、员工开心"的餐饮发展目标。由于伙食品种丰富、质量上乘、经济实惠、安全卫生，学校饮食服务中心在历次高校检查评比中都受到好评。

三、基地建设与食育工作进展

（一）食育基础设施建设

学校九站校区共有两座食堂，分别为"大学生餐饮中心"和"慧园餐厅"。其中"大学生餐饮中心"建筑面积9547.65平方米，座位2562张；"慧园餐厅"建筑面积1707.5平方米，座位492张。两座食堂建筑面积共计11255.15平方米，座位共计3054张。饮食服务中心共有四层餐厅，下设平价餐厅、教工餐厅、25个目标管理班组及浴池等10个多种经营班组。目前已基本实现厨房设备现代化、加工生产流程化、饭菜品种多样化、食品安全责任化、销售控制一体化、就餐环境温馨化、管理服务人性化标准，师生满意度在95%以上，学生食堂就餐率在90%以上。

此外，食育相关的基础设施还有学院会议室及实验室。其中，学院会议室定期举办营养知识大讲堂，而实验室除了满足实验任务外，在实训中心实验室还定期举办营养配餐实操活动，使学生熟悉标准盘、标准碗及配餐操作标准化。另外，平面设计实验室所有电脑均安装营养配餐软件，用于学生营养配餐设计实操。同时，利用网站及微信公众号进行平台建设，学校建有吉林农业科技学院食物营养网，食品工程学院建有微信公众号（吉农院食品工程学院），通过网站及公众号进行食物营养知识宣传。

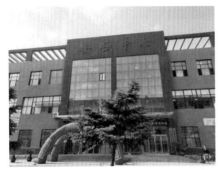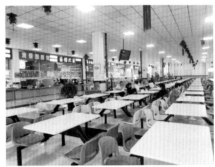

大学生餐饮中心

（二）食育人才队伍建设

目前，学校食育科普人才队伍有6位成员，其中博士1人，硕士2人，本科3人。2人已获得注册营养师，4人获得营养配餐员职业资格证。

食育人才队伍每年承担不同年级、不同专业烹饪营养、营养配餐、食品营养与卫生等相关课程的讲授任务。此外，每年与吉林省食物营养咨询委员会、吉林省教育厅、吉林省人社厅共计4家单位合作，对中小学校，政府机关、企事业单位食堂中涉及营养配餐及后勤管理的人员进行营养与配餐知识培训。

（三）食育工作进展

在吉林省食物与营养咨询指导委员会的领导下，基地认真贯彻落实《中国食物营养发展纲要（2014—2020年）》和《中国居民膳食指南（2016）》，以《国民营养营养计划（2017—2030年）》为指导开展工作。开展食育活动包括：

1. 制定并推广营养配餐食谱58套，面向全校师生开展营养配餐工作。"大学生餐饮中心"和"慧园餐厅"共有班组25个,每个班组设计两种套餐,分别针对男生与女生,同时组织2013级、2014级食品工程学院两个年级学生共同参与食谱编制,每套食谱在注重营养均衡、合理搭配的同时,也注重套餐成本的控制。

2. 发放菜肴营养宣传册,普及菜品营养价值。菜肴营养宣传册放在每个餐桌上,学生在进餐时很容易看到食堂菜品所用食材类别,食材所含营养及功能简介。学生在了解菜品营养的同时也进行了营养普及,促进学生形成食物营养与健康的理念。

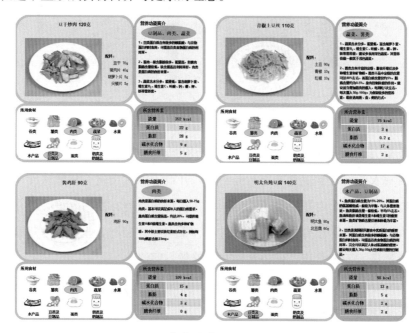

菜肴营养宣传册

3. 进社区普及食物营养与科学膳食知识,提高民众健康意识。基地定期进行社区食物营养与健康的宣传及调查工作。在社区制作了宣传条幅,填充了宣传画廊,组织志愿者深入社区作问卷调查,为居民发放《居民营养与膳食指南》手册。选派食品工程学院专业教师为社区居民做食物营养知识专题讲座,深受居民欢迎。

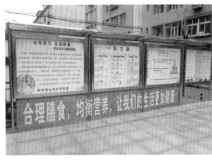
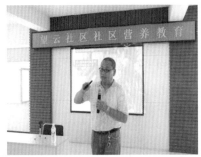
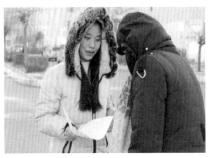
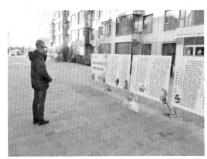

举办社区食物营养与健康宣传活动

4．充分利用网络资源开展食物营养知识普及活动。学校建立了"吉林农业科技学院食物与营养网"，开设了饮食文化、科学饮食、饮食与健康等10个专题栏目，宣传国家在食物与营养方面的政策法规、学校在食物与营养教育方面的工作进展，重点在校园网上普及食物营养及饮食健康方面的常识，促进食物与营养教育网络化。

5．举办八期营养配餐员培训班。培训全省教育系统、卫生系统后

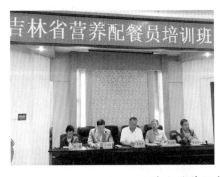
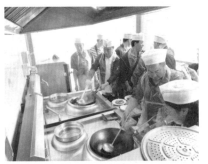

举办营养配餐员培训班

勤食堂管理人员800名，系统传授营养配餐理论知识，提高营养配餐实践技能，惠及学生和民众50余万人。

6. 举办两届吉林农业科技学院食品文化节。食品文化节期间进行了学术讲座、食品论坛、食品营养与健康竞答、食品包装设计作品展示、平衡膳食宣传、特色食品展示等一系列内容丰富的文化活动，重点突出了合理膳食、均衡营养的重要性，全面提高了学生实践动手能力，改善了学生不良饮食习惯。

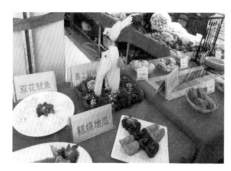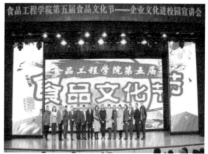

举办吉林农业科技学院食品文化节活动

7. 举办两次全民营养周进校园、进社区活动。食品工程学院与市十余家高校、吉林省临床营养医疗质量控制中心、吉林市营养科医疗质量控制中心、吉林市医师协会营养医师分会、医院及社会团体在北山开展了"吃动平衡，健康体重"为主题的义诊咨询和健步行活动。

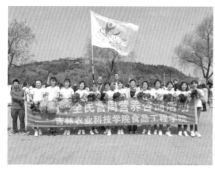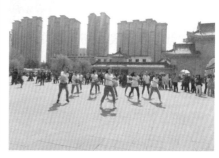

举办全民营养周进社区活动　　　　举办全民营养周进校园活动

8. 召开中国营养学会特殊营养第十一次学术会议。2018年8月10-12日，由中国营养学会特殊营养分会等单位主办，吉林医药学院、吉林农业科技学院承办了中国营养学会特殊营养第十一次学术会议，会议围绕特殊环境营养、特殊人群营养、食品营养与营养组学等专题开展了学术交流。会议对学校食品营养专业建设和学科建设、提升教师专业素质、提高学校在专业领域知名度起到了积极的促进作用。

（四）食育效果评价方法建设

基地主要通过讲座、互联网宣传、活动宣传等方式来进行食育。其中，讲座、活动宣传主要通过问卷调查来掌握食育活动前后公众对知识的获取情况以及意见建议等；互联网宣传则通过文章等传播素材的阅读量来统计。

（五）基地建设成效

利用选修课、食物与营养网、营养宣传活动对学生进行营养基础知识的普及。阐述各种营养素在机体内的代谢过程，明确营养的科学定义，使学生在种类繁多的食物面前能够做出正确的选择。

利用食堂推广58套营养餐，引导学生养成了良好的饮食习惯。学生最初是由于好奇心选择尝试营养套餐，最后大部分学生开始主动地选择营养套餐。营养套餐的普及，使学生在满足营养需求前提下，能够纠正偏食的习惯，进而促进学生吃出营养、吃出健康。

利用学校食品文化节，增强大学生健康意识，普及科学饮食文化知识，突出合理膳食、均衡营养的重要性，提高学生实践动手能力，调动全体师生参与营养膳食搭配，展现当代大学生风采，营造良好的美食文化氛围。

利用营养配餐员培训班，培训全省后勤食堂管理人员，两年共计举办8期培训活动，每期活动约100人参与，提高了后勤食堂管理人员的营养配餐实践技能，共惠及学生和民众50余万人。学员由最初的只会制作，逐步懂得利用标准盘、标准碗设计膳食，并学会从红、黄、绿、白、黑颜色上及食物种类上进行搭配，使菜肴色、香、味、形达到最佳。此外，在食物营养相关研究中也取得了一定的成果，完成了高校食堂供餐现状及高校学生营养需求与推荐食谱研究。

第四章 科研单位

第一节 恩施土家族苗族自治州农业科学院

一、单位概况

恩施州农业科学院、湖北恩施中国南方马铃薯研究中心、恩施州硒应用技术与产品开发研究院"三块牌子一套班子",是国家、省、州重点支持的地市级农业科研单位。科研涵盖马铃薯、魔芋、硒、水稻、玉米、茶叶、天然产物提取、植保、小麦、果蔬、甘薯、大豆、组培技术等20余个领域。建有西河坝、天池山、两河口、海南岛四个科研核心基地和一个"全国农业旅游示范点",总面积4600亩。

二、基地特色

1. 天然的资源优势

硒,被誉为"生命的火种""抗癌之王""长寿元素""心脏守护神",是人体必须的微量元素之一,它具有抗氧化、防衰老、增强免疫力、预防肿瘤、防治克山病和大骨节病、预防心血管疾病等作用。恩施是世界天然生物硒资源最富集的地区,被誉为"世界第一天然富硒生物圈",境内硒矿蕴藏量居世界第一,在新塘乡双河渔塘坝发现的硒矿被称为"世界罕见和唯一独立工业硒矿床"。2011年,第十四届国际人与动物微量元素大会(TEMA 14)授予恩施市"世界硒都"称号。丰富的硒资源为恩施发展硒产业提供了极为有利的先天条件，恩施州政府已经明确在特色农业发展过程中，要充分挖掘富硒资源潜力，加快富硒资源开发和富硒产业发展，以此提升特色产业产品档次与核心竞争力，将富硒资源优势转化为现实经济优势。

2. 多样化的硒资源合作交流平台

自2014年以来，每年都在恩施定期举行"世界硒都（恩施）硒产品博览交易会"，与国内外硒研究专家学者、行业企业代表，共同探讨交流和分享硒科研成果和进展。同时，我院不断加强与其他营养教育平台的合作，与国家硒产品监督检验中心、中国恩施硒谷富硒产业联盟、中硒健康产业投资集团股份有限公司等科研院所、企业开展广泛合作，促进科研成果转化。

三、基地建设与食育工作进展

（一）食育基础设施及平台建设

恩施州农业科学院内建有占地80余亩的农业科普教育基地和科技示范园，是恩施州青少年科普教育基地、全国青少年农业科普示范基地及国家级现代农业观光旅游示范点，年接待省内外参观人员3万余人次，并承担湖北民族学院、西南大学、华中农业大学校外实践基地工作，每年接收相关实习生50人左右。

基础设施方面，实验室面积3000m²，设组织培养实验室、分析检测实验室、分子生物学实验室、植物病理实验室、天然产物化学实验室、功能食品开发实验室、农产品加工实验室等7个实验室及饲料中试研发车间、硒蛋白提取车间、天然产物提取车间等3个成果转化实验基地；拥有高效液相色谱仪、气质联用仪、近红外谷物分析仪、原子荧光光度计、形态分析仪、凝胶成像系统等分析检测设备360多台（套），总价值3000多万元。

平台建设方面，利用"湖北省校企共建生物硒资源利用研发中心""恩施州农业科学院·新西兰奥克兰大学理学院天然富硒功能食品联合实验室""卫生部微量元素与地方病重点实验室恩施科研基地""中国农业科学院成果转化中心""院士专家工作站""博士后科研工作站"等国内外科研平台，引进国外在食物营养学、食品健康与安全等方面的先进理念和技术，实现了资源优势互补。

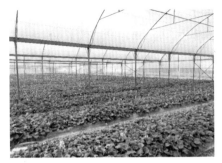

聚硒植物栽培大棚

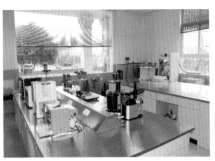

富硒功能食品实验室

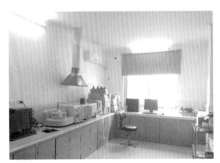

硒分析检测实验室

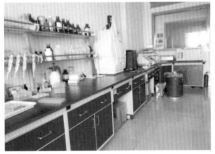

分子生物学实验室

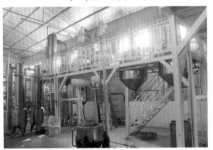

生物有机硒提取中试车间

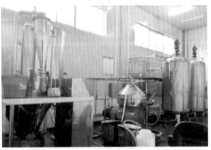

硒蛋白中试生产车间

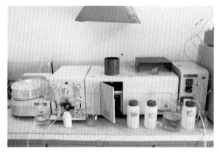 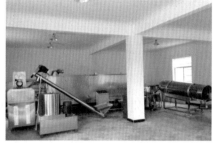

形态分析仪　　　　　　　　　　鱼饲料生产中试车间

（二）食育人才队伍建设

恩施州农业科学院已建立拥有45人的硒研究食育人才队伍，其中正高13人，副高10人，中级及以下22人；其中博士1人，硕士研究生20余人，技术人员涵盖农学、化学、植保、食品、药学、土化、畜牧、植物学、微生物、生物技术等多个专业，组建了富硒标准化养殖技术研究、富硒标准化种植技术研究、硒资源评价与利用研究、新食品原料研究、富硒功能性食品研发等专业技术团队。为进一步夯实人才队伍力量，不断加强科研团队建设，注重培养和激励青年科技人才，通过开展专业技能培训、参加国内外学术交流会议等，提升专业技术水平、了解国内外科技前沿知识，努力造就一支具有高素质、高技能、高水平的复合型专业人才队伍。

（三）食育工作进展

1. 食育相关科研工作

开展生物硒资源的筛选与评价、硒检测方法研究、畜禽富硒标准化养殖及加工技术研究、富硒功能农业共性技术研究及富硒功能食品研发。其中，在富硒功能食品研发方面，开发了一系列产品如硒蛋白粉、富硒青钱柳速溶茶粉、富硒柳棠速溶茶、富硒速溶绿茶、富硒抹茶粉、富硒蔬菜粉、富硒青钱柳益生元等，并联合华中科技大学完成了青钱柳益生元、富硒降糖压片糖、富硒降脂压片糖的降糖降脂功能评价；制定企业标准8项；与新西兰奥克兰大学合作开发富硒营养米配方及生产工艺1套。同时，积极开展技术服务，以恩施特色植物富硒藤茶为原料，为中硒集团开发了恩施本土明星植物饮料"硒多宝"；以富硒青钱柳为原料，为比智高药业开发的"富硒凉茶"正进入中试阶段。此外，在富硒功能农业共性技术研究方面，主要是在茶叶、马铃薯、蔬菜、水果、

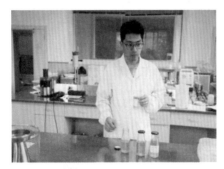
富硒功能食品研发

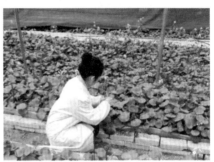
堇叶碎米荠食品新原料研究

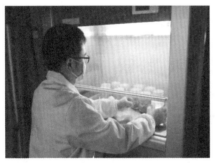
聚硒食用菌资源研究

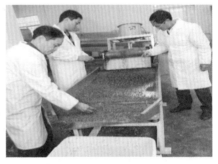
富硒冷水鱼饲料中试生产

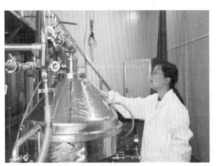
硒蛋白提取工艺研究

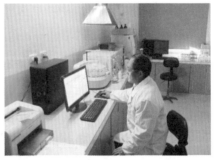
硒检测方法研究

粮油等多种农作物中开展聚硒能力、生物利用度、富硒标准化栽培技术、农产品加工技术等研究，并制定富硒农产品生产技术规程和质量标准12项。

2. 开展国内外合作与交流

2014年成立"恩施州农业科学院·新西兰奥克兰大学理学院天然富硒功能食品联合实验室"，自该平台建立以来开展了以马铃薯、茶叶等为主要原料的天然富硒功能食品研究，为解决恩施州绿色富硒食品加工工艺中的技术难题提供了帮助；与中国保健协会合作成立了"产学研合作基地"，从硒保健食品、饮品等健康产品研究出发，吸纳高校科研院所与高新科技企业，开展联合科技攻关与营养健康人才培养，实施科学研究与成果孵化；每年定期召开硒博会，开展"硒与大健康论坛""富硒青钱柳国际学术研讨会"等活动，邀请食物营养与健康、生物医学、疾病预防控制、保健等领域的国内外专家学者，针对大众最为关切的疾病、营养与健康问题进行科普教育；2017—2018年连续两年成功举办"恩施三岔'土豆花儿开'文化旅游节"，以"土豆与健康""硒土豆出山"为主题，通过"薯道行"徒步观光路线、地方特色文化展示、土豆知识科普长廊等，向老百姓宣传恩施硒土豆的作用和功效；与国家硒检测中心、德源集团、中硒集团、硒谷联盟等合作，开展富硒食品检测方法研究、富硒功能性食品研发等。

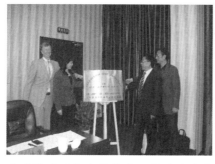

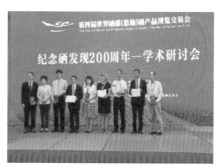

启动恩施州农业科学院·新西兰奥克兰大学 理学院天然富硒功能食品联合实验室

第四届硒博会·纪念硒发现200周年学术研讨会

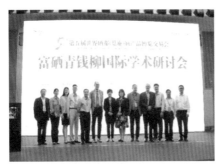

第五届硒博会·富硒青钱柳国际
学术研讨会

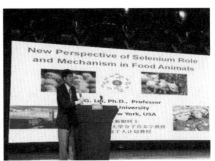

美国康奈尔大学雷新根教授在
"硒与大健康"论坛作学术报告

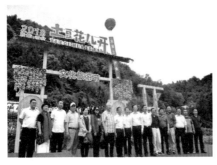

恩施三岔"土豆花儿开"文化旅游节

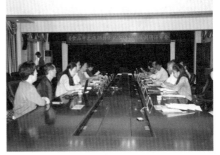

与国家富硒产品质量监督检验检测
中心开展成立大会生物有机硒检测
方法研究等

3. 接待参观活动

恩施州农业科学院作为国家级现代农业观光旅游示范点和农业科普示范基地，年接待省内外参观人员3万余人次，其中包括来自全国各地的旅游观光团队。同时，举办恩施州委党校学员实践教育活动，恩施市桂花园小学、施州小学、实验小学的研学活动，华中农业大学、西南大学等高校暑期社会实践调研活动等。在这些活动过程中，我院科研人员通过实地观摩、交流座谈等形式向来访人员介绍我院硒资源研究现状及相关成果、讲解硒与营养健康科普知识，让青少年及社会群体在轻松、休闲的氛围中了解硒与营养健康的相关知识。

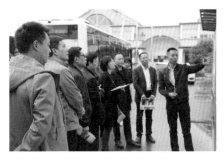

恩施州委党校学员参观基地

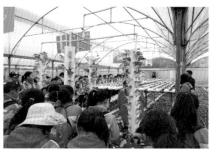

恩施市桂花园小学科普活动

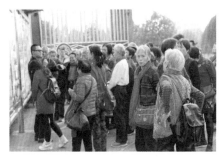

旅游老年观光团参观基地

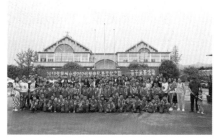

恩施市施州小学亲子采茶活动

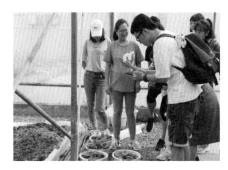

高校大学生暑期调研活动

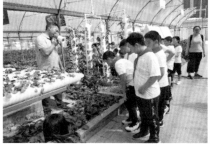

恩施市实验小学社会实践活动

（四）基地建设质量综合评价方法

为推动恩施州农业科学院食育工作开展，提高食育基地的建设质量，充分发挥示范带头作用，结合实际情况，拟从基础建设、管理制度、活动情况及工作成果四方面开展基地建设质量综合评价。

1. 基础建设，其评价指标分为机构设置和人员，包括食育工作领导小组及食育队伍建设情况；制订食育工作规划和年度实施计划；食育基地建设情况，包括基地环境、面积、基础设施建设等；食育活动经费支持情况。

2. 管理制度，其评价指标分为食育工作管理规章；建立基地和有关部门协调联络制度；建立对外接待制度以保证接待质量，公布开放时间和内容。

3. 活动情况，其评价指标分为活动方式，即实践参观活动或会议交流活动等形式；活动内容，即每年组织食育活动、学术交流会议的次数及质量；活动对象，即普通市民、青少年、机关干部等的数量；活动规模（省级、市级、区县级或基地等）。

4. 工作成果，其评价指标分为项目成果，包括专利申请量、授权量及论文等的数量和科技获奖情况；社会效益，包括基地开放率、接待人数、接待次数及公众食育知识普及率；示范作用，包括活动推广及合作交流活动等。

最后，将各项评价指标比对评价标准后的得分之和，作为食育基地建设质量综合评价的依据。

（五）基地建设成效

作为国家级现代农业观光旅游示范点及农业科普示范基地，年接待参观人员3万余人次；成功举办硒博会、"土豆花儿开"文化旅游节等活动，免费向公众展示食物营养相关知识，提升了公众对食物营养的认知水平。

利用"湖北省校企共建生物硒资源利用研发中心""恩施州农业科学院·新西兰奥克兰大学理学院天然富硒功能食品联合实验室"等国内外科研合作平台，积极开展富硒功能性食品研究与开发及硒资源基础研究，2017—2018年申请国家发明专利14项，获授权发明专利6项，发表论文12篇，制定农业行业标准2项、省地方标准2项、恩施州地方标准6

项，转让成果6项；通过QS认证5项（硒蛋白粉、富硒青钱柳速溶茶、富硒柳棠速溶茶、富硒速溶绿茶、富硒抹茶粉）；制定固体饮料企业标准7项（芽苗菜粉、富硒芽苗菜粉、水溶性蛋白粉、富硒水溶性蛋白粉、富硒蔬菜粉、富硒食用菌粉、富硒青钱柳速溶茶粉）；完成了青钱柳益生元、富硒降糖压片糖、富硒降脂压片糖的功能评价；与新西兰奥克兰大学合作开发富硒营养米的配方及生产工艺1套；以高聚硒植物堇叶碎米荠为重点，开发食品新原料；在矿区筛选出天然超富硒酵母，开展了硒酵母中硒蛋白的提取分离工艺研究。

第二节　中粮营养健康研究院

一、单位概况

中粮营养健康研究院（以下简称研究院）是中粮集团的核心研发机构，也是国内首家以企业为主体的、针对中国人的营养需求和代谢机制进行系统性研究以实现国人健康诉求的研发中心。研究院成立于2011年，于2014年入驻北京未来科学城。研究院以"立足生命科学、致力营养健康，服务产业链、研发好产品，提升人们的生活品质"为使命，采用开放创新和自主研发两种模式开展研发创新工作。

二、基地特色

中粮集团以"确保国家粮食安全，把中国人的饭碗牢牢端在自己手中"为己任，业务遍及全球140多个国家和地区，以粮、油、糖、棉为核心主业，覆盖稻谷、小麦、玉米、油脂油料、糖、棉花等农作物品种以及生物能源，同时涉及食品、金融、地产等行业。研究院是中粮集团党组响应中央号召，着眼于长远可持续发展的迫切需要，成立的集团中央研发平台，也是未来科学城唯一一家农业及大健康领域的研究院。研究院规划用地199亩，规划建筑面积24万平方米，投资总估算32亿元。其中，一期建筑面积5万平方米，投资12亿元，已于2014年全面投入使用。二期建设将集聚中粮自身优势及全球行业先进资源，打造集"科创+双创"与"平台+创新生态"于一体的中粮营养健康科学园。

三、基地建设与食育工作进展

（一）食育基础设施平台建设

食育展厅位于研究院一期科研楼的1层和4层，面积约为5000平方米，包括食育设施、食育展品、食育教具等。主要设施包括：超级前台，可为整个园区提供运营服务；影音厅、科创成果展厅和公共共享空间；电子区域沙盘及整体沙盘，用来介绍未来科学城和营养健康科学园规划；成果展厅展示了中粮的全产业链创新优势、科创模式和成果，并描绘了科创影响未来生活场景。同时，还建设有食品检测检验实验室、感官评价实验室、健康小屋、员工餐厅、国际报告厅、消费者体验馆等，作为开放参观体验通道，可开展食育活动。

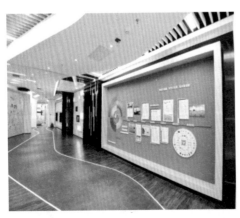

成果展厅

研究院目前拥有国家级平台1个、省部级平台14个、行业平台及资质5个。包括营养健康与食品安全北京市重点实验室、老年营养食品研究北京市工程实验室、中国工程科技知识中心营养健康分中心、北京市众创空间、院士专家工作站、博士后科研工作站等；是中国粮油学会粮油营养分会挂靠单位；获得国家外国专家局"国家引进国外智力示范单位"，科技部、中宣部、中国科协"全国科普工作先进集体"等荣誉称号。

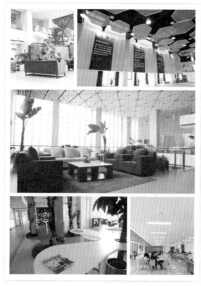
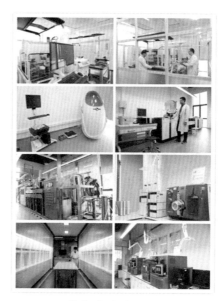

特色活动场所　　　　　　　　　特色实验设施

（二）食育人才队伍建设

研究院直接参与食育工作的人数为102人，间接参与食育的人数为193人。其中，硕博以上学历人数占总人数的71%。2018年，研究院承接中国科协九大代表郝小明博士牵头的"营养健康科普志愿者队伍建设和激励研究"调研专项，建立了由50名成员组成的营养健康科普志愿者队伍和5个深入社区、企业、机关的营养健康科普会员之家。

（三）食育工作进展

1. 举办学术会议及交流。食育园区和场馆常年对外开放，平均每年组织并参与科技学术活动逾百场，包含学术会议、国际交流、培训研讨沙龙、科研项目申报研讨等。

2. 接待参观。研究院现设有11个研发中心，平均每周接待院级参观考察2-3场，各种规格参观考察若干；食品检测检验实验室、感官评价实验室、健康小屋、员工餐厅、国际报告厅、消费者体验馆等作为开放参观体验通道，平均每周接待参观人数逾百。参观接待工作为食育工作的重要组成部分，也有效指导、推进、助力了研究院食育工作的开展与创新。

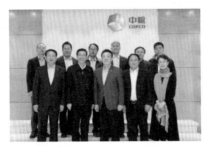

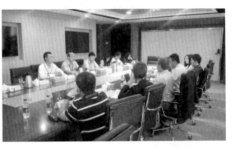

中粮领导与中国农大校长一行
共商深化校企合作

美国加州大学教授访问研究院

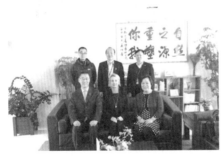

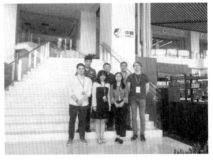

英国切斯特大学访问研究院

英国帝国理工学院访问研究院

3．开设"营养健康大讲堂"。品牌科普教育活动"营养健康大讲堂"是营养健康科普教育、专业交流和行业发展的公众平台。每期邀请行业专家、院士学者聚焦热点话题，以科技创新为导向，以群众关注为主题，以政策支持为支柱，以市场机制为动力，通过专业技术交流，带动科普和公民素质建设。

4．开设高级研修班。2016年举办"营养与健康专业人员高级研修班"，2017年举办"厨房食品安全与营养专业人员高级研修班"，2018年举办"互联网+食品安全与营养健康专业人员高级研修班"。活动采取专家授课、现场教学与实训结合的方式组织研修，针对学员要求和感知开展营养教育、更新营养专业知识；宣传营养健康理念、科学研究成果；以科学营养为指导开拓行业技术发展思路。

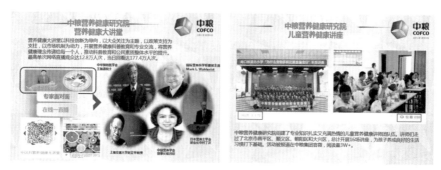

营养健康大讲堂

（四）食育效果评价方法建设

研究院将依据年度开展接待的场次、科普培训的次数、参加人数、嘉宾级别、报告质量、主要领导的意见、学员的反馈情况、社会影响力等多方面综合评定食育工作的成效。

（五）基地建设成效

品牌科普教育活动"营养健康大讲堂"自创立以来已举办60余期，其中2018、2019年度已分别举办15期、9期。多数场次的活动均在研究院举办，2017年首次尝试通过网络直播并应用于视频会议，且进入了新华社的视频会议系统，成功吸纳网络直播观众12.8万人次，活动当日网络回看观众累计达177.4万人。通过问卷调研，大讲堂有效加强了社会公众对营养健康知识的正确认知，提升了中粮及研究院在食品、粮油、营养健康领域的社会影响力和美誉度。

2018年11月19–20日，由中粮营养健康研究院主办了"营养健康食品研发及科技创新技术成果展示研讨会"，参会代表约120名。研讨会采取了网络同程直播的方式，点击量超过4000人次。参会人员会后普遍反映，会议在营养健康行业带来了一场不同凡响的营养盛宴，让社会公众有效了解了营养健康领域的新科技、新知识。

2018年10月19日，2018年中法环境月特邀活动"乳制品生产加工与营养健康"专场在中粮营养健康研究院举办。通过"一直播""斗鱼""陆家嘴直播"等网络平台，达到实时在线观众3000余人，截至当日14时网络回看观众累计超过200万人次。参会人员普遍表示，会议的国际化水平高，拓宽了社会公众在营养健康领域的国际视野。

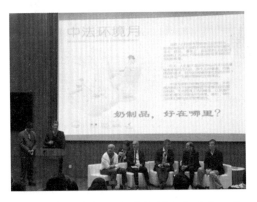

中法环境月特邀活动"乳制品生产加工与
营养健康"专场

人力资源和社会保障部专业人员高级研修班项目，已开展一期营养健康培训。培训围绕"营养基础知识提高+营养健康引导+营养配餐实践"进行，共计培训120余人。

第五章　其他教育机构

第一节　中国儿童中心儿童营养与健康研究中心

一、单位概况

中国儿童中心成立于1982年，是中华全国妇女联合会直属的公益性事业单位，是集应用科学研究、兴趣培养、教育活动和公共服务为一体的国家级校外教育机构。中国儿童中心联合多部门、多学科的科技人员，开展调查研究与学术交流，提供咨询服务，人才培训与宣传报道等活动；借鉴国内外先进的理论和方法，运用现代儿童营养、医学、运动、心理和教育的科研成果，结合儿童发展规律，干预和促进儿童营养健康、体能健康、心理健康和智能健康全面发展，积极开展以儿童营养与健康为主旨的各项科研工作；开展儿童营养与健康研究，给予儿童生长发育科学指导；开展儿童营养与健康研究方面的宣传活动，提供儿童营养与健康相关专业培训与咨询。

中国儿童中心儿童营养与健康研究中心（以下简称"营养健康中心"）是中国儿童中心领导下的二级事业法人单位，会聚了热爱儿童事业、长期从事儿童工作的社会各界人士。营养健康中心在中国儿童中心的领导下，坚持以德为先、实践育人，以培养儿童养成正确的食物营养饮食观念为核心，促进儿童"健康人格、健康体格"的全面健康发展。

二、基地特色

1. 具有庞大的目标人群

中国儿童中心作为国家级的校外教育机构，在全国具有很高的知名度。目前，中心开设有900余个兴趣小组，每年培训学员近 3万人次，家长和孩子来自北京市不同的区县和学校。中国儿童中心实验幼儿园是北京市一级一类幼儿园，现幼儿园有2000余名学员，中心学前班有1000多人。中国儿童中心园内还设有老牛儿童探索馆、影剧厅及各种游艺设施，有很好的目标人群及人流量。

2. 理论与实际完美结合

营养健康中心下设有"国家儿童营养品质量监督检验中心"，该机构是目前国家授权的在儿童食品营养领域唯一的国家中心，是"三证合一"的儿童食品专项检测实验室，为儿童食品的营养分析提供专业的数据支撑。

3. 独具特色的营养教育课程

中国儿童中心开设了儿童食物营养教育课程。课程以食物营养教育为基础，将农耕体验、诗歌赏析、感官艺术、烹饪艺术、餐桌礼仪等融为一体，用营养教育作为桥梁，让儿童在快乐教育中轻松掌握营养小知识，激发孩子的学习潜能，树立健康的饮食观。

4. 辐射全国的宣传落地渠道

中国儿童中心在全国具有两个独具特色的活动落地平台，分别是"心中有祖国、心中有他人"主题教育活动和"新理念 新模式"研讨活动。目前，"双有"和"双新"在全国具有很高的知名度和参与度，借助此平台，可以将食物营养教育推向全国，惠及更多的孩子和家庭。

三、基地建设与食育工作进展

（一）食育基础设施建设

中国儿童中心长年设有各种兴趣培养班，园内有各种游乐设施、老牛儿童探索馆、中国儿童中心影剧厅等。此外，还配备了约200 m² 的营养教育教室，460m² 的实验教室，教室还配备了大量的食物加工器材、活动器材等。在周末或各节假日

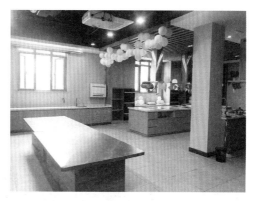

食育教室

期间，营养健康中心会在园内进行儿童营养健康教育活动，宣传正确的营养健康知识。

（二）食育人才队伍建设

营养健康中心会聚了热爱儿童事业、长期从事儿童工作的社会各界人士，成立了理事会和专家委员会，指导中国儿童中心的各项科研工作。营养健康中心团结和联合多部门、多学科的科技人员，开展调查研究与学术交流，提供咨询服务，人才培训与宣传报道等活动。营养健康中心有一支业务能力强、专业对口、素质过硬、梯队合理的团队从事儿童营养健康工作，共有高级职称人员2名、中级职称人员6人、专业教师5人，其中研究生以上学历人员6人，出国留学人员1人。

（三）食育工作进展

1. 举办食物营养宣传教育活动

（1）关注儿童食品安全，举办"科学家与媒体面对面"活动

2014年，由中国科协主办、中国儿童中心儿童营养与健康研究中心

承办的"科学家与媒体面对面"系列活动之"关注儿童食品安全，促进儿童健康成长"在中国儿童中心成功举办。此次活动邀请了儿童营养领域的知名专家进行专访。人民网、新华社、光明网等主要媒体记者现场进行了提问，并同步进行了图文直播，多家媒体进行了报道和转载。

（2）以节日为契机，对家长及儿童进行健康指导

每年儿童节、中秋节、国庆节，中国儿童中心会举办大型游园活动，活动期间会对来园参加活动的家长和儿童发放相关的宣传材料，对家长和儿童进行指导并提供咨询服务。2019年"六一"活动受到了国务院副总理孙春兰、全国人大常委会副委员长沈跃跃的表扬。

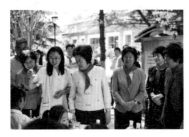
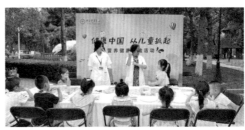

举办大型游园活动，开展食育科普

2. 开设儿童食物营养教育课程及课后托管班

为了更好地普及儿童食育知识，借助儿童中心招生平台，在中国儿童中心开设"儿童食物营养教育课程"及"食物营养课后特色托管

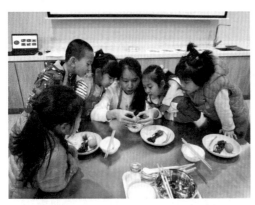
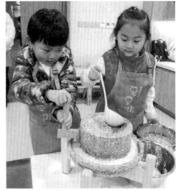

开展面向3～12岁孩子和家庭的体验式食育

班"。围绕食物的加工程序、食物的营养成分，食品安全，农耕文化体验等相关内容进行授课，开展面向3～12岁孩子和家庭的体验式食育。让广大儿童了解和食物有关的营养知识，建立和大自然的联系，树立儿童健康的食物营养观。

3. 开展儿童营养健康相关的研究工作

（1）开展相关儿童营养科学研究

开展《北京小学生食品安全和营养饮食认知情况调查》和《学龄前儿童家长的营养健康知识调查与科学饮食指导–以中国儿童中心幼儿园为例》的研究，课题经过中国儿童中心专家委员会的统一评审，均已顺利结题。

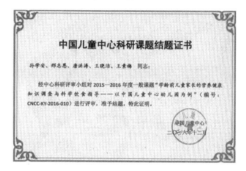

儿童营养科学研究结题证书

（2）开展3～6岁儿童营养体质测查

每年对一千多名3～6岁儿童进行营养体质测查，根据测查结果给予孩子及父母科学的营养健康评价指导。

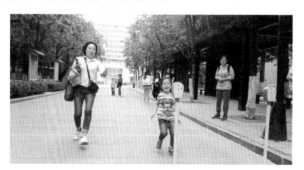

开展3～6岁儿童营养体质测查

（3）开展超重儿童家庭干预模式的研究

家长的膳食结构和生活方式会对孩子产生重要的影响，基于此，中

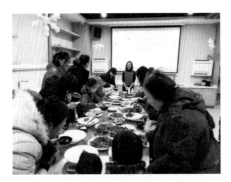

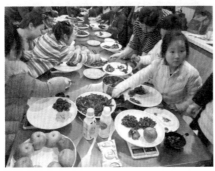

开展绿色家庭建设项目

国儿童中心儿童营养与健康研究中心联合中国营养学会开展家庭健康体重公益课程，内容包括：儿童身体成分测试、儿童及家长膳食营养课程、亲子运动课程、五分钟快手营养早餐等，让更多的家长及儿童受益。

（4）开展绿色家庭建设项目，参与家庭食物营养教育指导

与生态环境部宣教中心合作，开展"绿色佳通建设的需求调查、课程开发与试点项目"。在本项目中，负责家庭食物营养教育课程的开发和执行。

（四）食育效果评价方法建设

营养健康中心全体人员参与食育工作，并建立了相应的工作机制，制定联合执行食育的制度，对开展的食育活动进行了一系列的效果评价。1. 设计幼儿食育表现调查表。对幼儿参与食育课程前后进行2次评价，对比前后两次评价的结果，可明确食育活动是否提升了幼儿的食育素养。2. 采用BMI指数衡量法。通过为期2个月的食育，从膳食营养搭配结合运动入手，让家庭成员在营养学专家的指导下学会食物搭配和食物选择技巧。在活动前后，分别对孩子进行身体成分体侧，包含身高、体重、肌肉与脂肪含量等指标。通过指标的变化去体验健康营养膳食带来的变化。3. 儿童营养体质测查评价方法。在膳食教育前后，通过50米折返跑、投球、连跳、平衡木、立定跳远、坐位体前屈等不同指标，综合衡量儿童身体发展指数。

（五）基地建设成效

食物营养教育辐射范围涉及幼儿园、学前班、学校、社区和校外教育机构等，累积影响儿童和家长逾万人次。幼儿经过系统食育培养后有了很大进步，学到了基本的食育知识与技能，提高了食育素质，不挑食、喜欢吃青菜、水果、杂粮、吃饭习惯好等指标得到明显改善。

以食物营养为教育基础，围绕食记、食安、食养、食源、食艺、食趣等六部曲，通过 DIY手工实践体验活动，形成了独具特色的儿童食物与营养课程教育体系。完成了关于儿童食品营养的多项调研，形成分析报告，为政府的相关决策提供了有力支撑。

建立了多方位的宣传渠道。目前，中国儿童中心网站年点击量逾150万次，微博关注人数逾5.2万人次，官微粉丝2.3万人次。通过多年的食物与营养健康教育和宣传，拥有了成熟的、灵活多样的，覆盖面广、宣传渠道丰富的营养健康教育咨询平台。

第二节　　山东二七一教育集团

一、单位概况

山东二七一教育集团是一家集教育研发、教学管理、培训交流、品牌推广、研学旅行和学生实习农场建设管理于一体的大型公益性民办教育集团。集团立足国家立德树人教育根本任务，大力实施育人变革，关注学生整体发展，在办学理念、课程建设、课堂创新、学生自主发展、教师团队建设等方面进行了探索实践，创新形成了以271教育价值观、271教育课程、271教育课堂和271教育管理为四大支柱的271教育体系，将学生放在教育的中心，着力培养学生的综合素质，走出了一条在全省乃至全国都有着广泛影响力的素质教育改革之路。

目前，集团在全国管理运营山东省昌乐二中、潍坊实验中学、潍坊市奎文实验初中、云南农业大学附属中学、潍坊峡山双语小学、滨州行知中学、云南昌乐实验中学、昆明行知中学、南京宇通实验学校、潍坊峡山实验初中、潍坊美加实验学校、江苏省淮安市第一山中学、潍坊瀚声国际学校、济宁海达行知学校、聊城东阿县南湖行知学校、青岛即墨创智新区实验学校共16所全日制学校，涵盖学前教育、小学教育、初中教育和高中教育，在校学生8万余名，教职工近7000人。

二、基地特色

1. 转变供餐方式

集团学校餐厅的供餐方式由传统的工作人员供餐的，转变为学生自主取餐、定量搭配，引领孩子从关注自我健康现状出发主动调整食物和饮品，落实光盘行动，对食物怀有感恩之心，珍惜粮食，从小养成自我健康管理、自我行为管理的意识和能力，做到饮食有度、饮食有节、饮食从善。

2. 食物营养教育活动融入日常教学

组建由各学科教师参与的食育课程研究团队，编制各学段的食育课程教材，并将食育课程与学科课程进行融合，同时举办各种食育活动，如每学年举办一次体育美食节、开设研学旅行课程和今周我当家课程等。

3. 建设271bay网络平台，打造网络食育社区

建设271Bay（港湾），即"教育+互联网"大平台，为集团学校、师生、家长等的学习、生活、评价、管理、交流、互动提供线上线下融合、极度开放、高度自主、生态化的综合社区。

4. 传统文化教育融入食育课程

271教育集团十分重视对学生的传统文化教育，将传统文化与食育

课程进行了融合，在端午节举行包粽子活动、中秋节举办做月饼活动、冬至日举行包水饺活动等，使学生在了解传统文化的基础上，了解我国传统美食的发展、历史、文化底蕴，并亲自动手操作，在体验中获得知识和成长。

三、基地建设与食育工作进展

（一）食育基础设施建设

1. 餐厅建设

集团十六所学校高标准建设餐厅，实施4D现场管理，整理到位，培训到位，落实到位，执行到位。全部实现优质原材料统一供货。所有原辅料全部达到出口欧盟标准，有专门的蔬菜基地，保证学生吃到的是

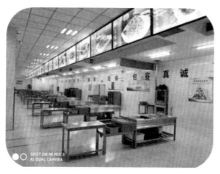

学校餐厅

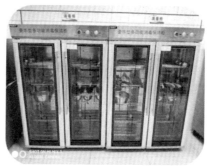

高温消毒柜

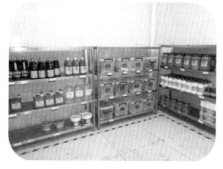

标准化管理现场

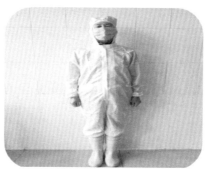

餐厅老师专业着装

健康、绿色的食品。给学生提供的饭菜全部自己加工，拒绝了成品和半成品的使用。所有餐具高温消毒，消毒温度达到120度，确保消灭所有病菌。集团学校所有餐厅全天对家长开放，邀请家长进校园体验，所有家长都反馈是他们见过的最干净、卫生、健康的餐厅。

2. 学生实践种植园

山东271教育集团所有学校均建有学生实践种植园。每个班级认领责任田，学生们自主播种、合作管理、体验收获、精细加工、分享食用，通过对农作物的长时间打理，使学生认知了解食物农耕、节气等事物和现象，让学生在劳动中认识生活、体验生活、探究生活。

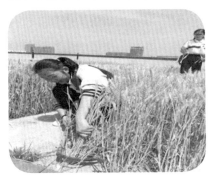 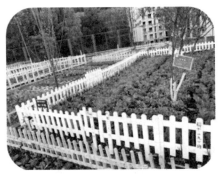

小麦种植基地　　　　　　　　　班级责任田

3. 食育教室

集团学校投入500多万元建立了专业的食育课程教室，全天对学校师生开放，每个学校每次可容纳至少50人同时参与体验，为学生提供了

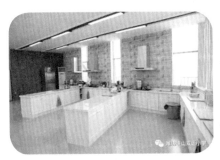 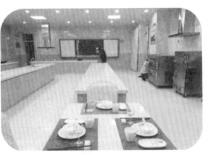

小学食育教室　　　　　　　　　初中食育教室

专业学习平台，具有开放共享、关注生活、突出综合实践等鲜明特征，旨在培养不同阶段不同年龄层次学生的独立生活能力、沟通表达能力和自我管理能力，促使学生养成独立人格。

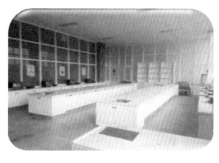

高中食育教室　　　　　　国际学校食育教室

（二）食育人才队伍建设

1. 专业营养师配备齐全

271教育集团每个学校配备专业营养师2～3名，营养师根据小学、初中、高中不同年龄段学生的营养需求，制定不同的食谱，每周轮换。

2. 建立食育科普团队

271教育集团组建以执行校长为第一责任人的食育科普团队，执行校长亲自抓食育课程，对全体师生进行培训，明确任务，具体目标，强化责任人责任，全力形成讲食育、做食育的文化氛围，同时聘请多名专家组成专家指导团队，定期邀请专家进校园宣传食物营养知识。

3. 建立食育研究团队

在集团的每个学校建立食育研究团队，由执行校长、中心主任、年级主任、餐厅主任、首席导师组成。研究团队在山东师范大学吴澎教授指导下研究编制了小学、初中、高中食育课程文本。

（三）食育工作进展

1. 学生食育活动

（1）种植课程（实践基地）

集团所有学校均开辟了学生实习农场，每个班级认领责任田，学

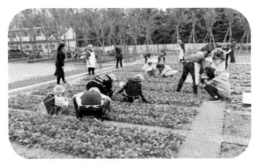
学生种植实践基地

生们自己播种、管理、收获、加工、食用，通过对农作物的长时间打理，认知了解食物农耕、节气等事物和现象，培养学生的规划意识和节约意识，形成对生命的尊重、对环境的感恩、对自身健康的责任，敬畏生命。

（2）食育理论课程（食育教室）

集团在每学期为每个学生都安排了至少半天的食育理论课程，课程配备了专业的指导教师。本课程采用小组合作、自主体验的方式实施，学生们通过自主查找资料，理解作物的种植管理和营养价值，随后进行小组间分享交流，再由教师进行专业指导，帮助学生了解膳食配比，从而合理搭配饮食。如：制作西红柿鸡蛋汤，学生首先要查找资料，了解西红柿栽培种植、营养价值、合理搭配、制作流程、注意事项等。从理论层面把每一个步骤提前设计好，然后按照步骤主动体验、积极探索，制作完成后小组成员再讨论并品尝食物。通过理论与实践相结合的方式，培养了学生的实践能力与创新能力。

（3）义务帮厨（餐厅）

集团每学期会安排每个学生在餐厅义务帮厨一天，从早上五点半至晚上六点半，使学生们了解餐厅的整体情况和相关工作标准，体验食堂工作人员的劳动。学

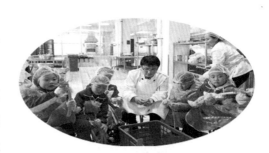
义务帮厨活动

生们参与择菜洗菜、面点加工、家常菜制作、餐桌布置、餐具清洗、餐

厅物品摆放整理等环节，了解了一粥一饭的来之不易，学会珍惜他人劳动成果，以劳动为荣，以节俭为美，培养了珍惜粮食的好习惯。

2. 亲子食育活动

定期邀请学生家长参观学校食堂，建立了家校与家长的沟通和采购公示平台，帮助家长了解学校原材料品质及食物加工过程等。邀请学校食育教师对家长进行食物营养知识的培训，帮助家长树立科学健康的饮食观。此外，家长与学生在学校餐厅共同就餐，体验自主取餐、自觉排队、均衡饮食、餐后主动清理等全过程。

3. 教师食育培训

执行校长或中心主任每学期组织对学校教师进行不少于4次的培训，每学期邀请专家进校园至少2次，对全体教师进行食育理论培训。集团每个学校每周组织教师进行交流，共同探讨食育实施过程中存在的问题及解决措施。

（四）食育效果评价方法建设

1. 集团建立专业督导机制。每学期对各学校食育课程实施情况进行2次督导调研，通过学生问卷调研、教师座谈、现场调研等方式了解食育课程开设效果，做出调研报告，对亮点进行梳理推广，对问题进行会商解决。

2. 通过大数据平台进行数据收集与分析。通过对所有学生的体质监测，了解学生参与食育课程前后的身高、体重、视力等健康指数变化，从而分析食育课程育人效果。

（五）基地建设成效

1. 学生养成了健康的饮食习惯

（1）集团学生早餐用餐率达到98.3%以上。

（2）严管超市，完全杜绝一切垃圾食品和饮料上架。

（3）集团学生挑食现象下降28.6%。

（4）合理健康饮食习惯初步建立。

2. 集团学校学生体质普遍增强

（1）集团学校肥胖率低于国家平均值的五分之一。

（2）集团学生身高比同期其他学校平均高1.4厘米。

（3）学生近视率25%，是国家平均值的三分之一。

3. 极大减少了浪费

（1）孩子们在食育课程中认识到了食物来之不易。

（2）孩子们在餐厅体验到了餐厅师傅们的辛苦与付出。

（3）自助取餐，以人为本，落实光盘行动，极大减少了浪费。

以有8000多名学生的山东省昌乐二中为例，学校每餐饭后剩余食物垃圾逐渐减少，泔水从原来的每天20桶（每桶50斤）减至现在不到4桶，并且垃圾全部是不能吃的食物残渣。

4. 食育课程已成为全国各地兄弟学校来访参观的亮点

每年有来自全国各地的数万名教师到二七一教育集团参观学习，对食育课程的实施给予高度认可和评价，食育课程已经成为二七一教育集团一张闪亮的名片。

5. 受到社会和家长广泛认可

2018年8月3日，人民日报就关于食育课程实施情况对山东二七一教育集团总校长赵丰平先生进行深度访问，对二七一教育集团食育课程的实施给予了充分的肯定，高度认可了食育课程取得的效果。

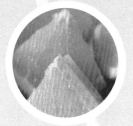

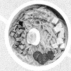

企业篇

3

第六章 方便食品行业

第一节 北京古船食品有限公司

一、单位概况

古船食物营养教育示范基地是我国第一个由地方企业出资组建，以营养研究、检测、研发为主的综合性食物营养研究中心。基地位于通州区运河西大街139号，北京古船食品公司院内，占地面积100亩，建筑面积45000平方米。基地由古船食品营养培训教育体验馆、食品中试车间、北京粮食科学研究院、古船面粉生产加工车间、古船面包生产加工车间五个部分组成，是集食品营养研究检测、食品营养培训教育体验、食品中试生产、面粉生产、面包生产于一体的大型食物营养教育示范基地。

二、营养知识小课堂

面粉的原料—小麦，是我国主要的粮食作物之一，种植面积和总产量仅次于水稻。小麦的种子即籽粒由皮层、胚乳和胚三部分组成。其中，皮层约占小麦籽粒重量的14.5%～18.5%（含糊粉层约7%，具有包裹胚乳作用），含较多的粗纤维；胚乳约

古船面粉

占78%～84%，是面粉的基本组成部分；胚是小麦种子孕育新生命的部位，生长发育时构成幼根和子叶，虽仅占粒重的1%～3%，但蛋白质、脂肪、矿物质、维生素含量却十分丰富。小麦胚乳部分的灰分最低，只有0.4%～0.5%，皮层的灰分为5%左右，其中糊粉层的灰分较高，一般大于10%。

小麦籽粒经过制粉工艺加工，可使麦麸、麦胚和胚乳分离，胚乳经磨细可制成人们食用的面粉。面粉中所含营养物质主要是碳水化合物，其次还有膳食纤维、蛋白质、脂类以及多种维生素和矿物质，具有很好的营养价值。

面粉加工工艺简介

小麦验收

初清筛 ⟶ 入仓 ⟶ 出仓 ⟶ 筛选 ⟶ 去石 （毛麦清理）

配麦 ⟶ 筛选 ⟶ 去石 ⟶ 润麦 ⟶ 磁选 （净麦清理）

研磨 ⟶ 筛理 ⟶ 清粉 ⟶ 磁选 ⟶ 保险筛 （加工）

⟶ 散粉仓 ⟶ 配粉 ⟶ 保险筛 （配粉）

⟶ 磁选 ⟶ 打包 ⟶ 成品 （打包）

面粉加工工艺流程

面粉可分为通用粉、专用粉、营养强化面粉、全麦粉等类别。根据具体用途的不同，面粉又分为馒头粉、面条粉、饺子、馄饨皮粉等蒸煮类食品用粉；面包专用粉等烘焙类高筋面粉；蛋糕专用粉、饼干专用粉等低筋面粉；油条等油炸食品用粉；烙饼等饼类用粉；自发粉等添加辅料的预拌粉；营养强化面粉（功能性产品）；全麦粉等。

三、基地建设与食育工作进展

（一）食育基础设施建设

1. 古船食品营养培训教育体验馆及食品中试车间

古船食品营养培训教育体验馆及食品中试车间建成于2015年，面积

360平方米，投资2000多万元，是由北京市科委拨付专项资金，由古船食品公司建设，用于对广大首都市民进行食品加工及营养教育培训和制作体验的开放性科普教育培训基地。体验馆由产品展示厅及食品制作厅两部分组成，放置了32块展板和1台大型视频播放设备，宣传普及各种食品营养知识，面点制作过程，面粉营养知识，不同的食品对小麦、面粉品质的要求，如何根据用途选择面粉种类，以及各种食品的制作基本知识等；体验馆还设置了7套烘焙设备和工具（操作台、面包机、烤箱等），让观众亲自动手制作面包、蛋糕、馒头等食品。食品中试车间则设置了开放式食品制作场所，放置面包、蛋糕、馒头等食品制作设备和面包、馒头中试生产线，供来访者参观。

2. 北京市粮食科学研究院—食物营养成分检测展示基地

充分利用北京市粮食科学研究院检测室的先进设备与高水平科研人员，建立北京市粮食科学研究院–食物营养成分检测展示基地，作为古船食物营养检测展示基地，是古船食物营养教育示范基地的重要组成部分。

3. 北京古船面包食品有限公司—面包生产展示基地

北京古船面包食品有限公司拥有目前本市第一大主食面包生产线和第二大汉堡包生产线，日生产各类面包70多万个。公司拥有从日本和美国引进的先进生产工艺和技术设备，是国内为数不多的大型专业面包生产企业。其面包车间建立了专用的参观通道，主要通过展示面包的生产过程及相关知识开展食物营养教育。

4. 古船面粉生产加工车间—面粉生产与检测展示基地

古船食品开放了面粉生产车间及检验中心作为面粉生产与检测展示基地。

自基地投入使用以来，每年均吸引了学校、社区、机关、食品加工企业、部队等20多个批次，500多人次前来参加培训、体验。

（二）食育人才队伍建设

古船积极倡导食物营养教育与科技创新，以基地建设为契机，不断引进专业技术人员，加强内部各模块与各大院校、科研院所的合作，改善科研条件，提高技术水平，建立了高效、精干的食物营养教育人才队伍。

2018年，参与食物营养教育工作的专业技术人员共计30余人，其中研究生5人，高级技术职称人员6人，中级技术职称10余人；大专以上的员工占比达75%；同时拥有国家粮油标准委员会成员2人。此外，基地还外聘多名专家给予全方位的指导，多数人员在本行业具有十年以上的工作经验。

（三）食育工作进展

1. 编写科普资料，开展线上食育

围绕国民营养、食品安全科普宣教需求，结合北京食物资源和饮食习惯，结合传统食养理念，编写食物营养科普宣传资料，使科普工作更好落地。不断创新科普信息的宣传形式，采用宣传品、网站、微信公众号等多种传播方式和渠道，定向、精准地将科普信息传播到目标人群。

2. 接待参观

2018年接待了20多个批次500多人次前来参加培训、体验，通过在食育基地的培训体验不仅激发了消费者的食品制作热情，培养了动手体验能力，也传播了合理营养膳食，均衡膳食的理念。

（1）国企开放日走进古船

2018年6月11日，举办了第三届"首都国企开放日"，这是通州分公司第二次承办"首都国企开放日"活动。35名北京晚报摄影协会会员来到通州分公司，对科普体验馆、中心化验室、面包生产车间和制粉车间进行参观。

在体验馆，大家在烘焙师的指导下，亲身体验日常面点的制作，饶有兴致地制作起各种形状的小点心。虽然很多人已年逾花甲，但却像孩

童一样认真地模仿着，当一个活灵活现的动物小点心做成时，她们捧着自己的"作品"爱不释手。通过国企开放日活动，参观者不仅了解了古船食品公司的发展历程、现代制粉工艺和设备，还对小麦加工成面粉的全过程、面粉的营养价值和面粉的分类及用途有了初步的认知。

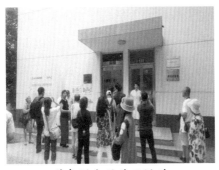 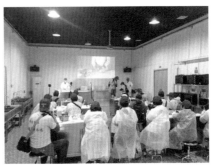

首都国企开放日活动　　　　　　　消费者进行食品制作体验

（2）2017—2018年，先后组织学校、社区街道、医院机关、食品加工企业以及新闻媒体等单位到古船科普体验馆、中心化验室、面包生产车间和制粉车间进行参观，开展食物营养宣传教育活动。

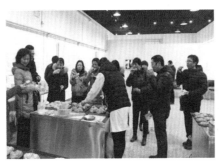 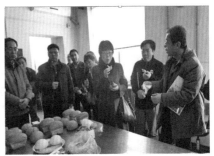

北京市西罗园街道组织的参观活动　　北京医院膳食中心领导参观

（3）2018年4月20日，青海省粮食局领导一行在京粮集团领导的陪同下，到古船食物营养教育示范基地进行考察交流，先后参观了我公司的体验馆、面粉生产车间、化验室，并在面粉加工情况、生产工艺、产品结构、成品储备、应急保障等方面进行了交流讨论。

（4）北京古船食品有限公司多年来一直承担着为部队加工专供面

粉的任务，并与中国人民解放军后勤学院共同建立了军需专业教学实践基地，为其提供了多次食品营养知识培训，有效改善了部队的膳食结构，目前军供粉中营养强化面粉已占较大比例。

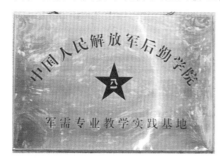
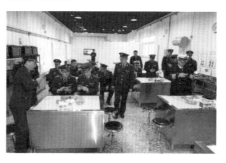

面向军队开展食品营养知识培训

2019年5月11日，中央军委联勤保障部供应局领导一行到古船食物营养教育示范基地参观考察，先后参观了体验馆、面粉生产车间、面包中试车间、化验室，了解了面粉的加工与保管等情况。

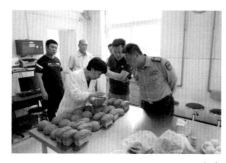
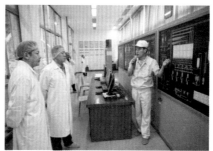

接待参观活动

3. 加强与国内外相关组织机构的交流，通过项目合作、教育培训、学术研讨等方式，提升基地在食物营养领域的影响力

2018—2019年，古船食物营养教育示范基地与中国农业科学院、国家粮食科学研究院等科研单位合作，参加了多项国家及北京市科技项目的研究，参与了LS/T 3248《中国好粮油小麦粉》《营养强化面粉》等国家标准、行业标准的编制修订工作，同时也制定了《营养强化粉》《麦麸小麦粉》《全麦面包粉》等企业标准，发表了多篇专业论文，不

断提高专业技术水平，以更好地示范带动生产、加工、物流、消费以及科技创新等全链条营养型食品产业的发展，发挥对健康中国建设的强有力支撑作用。

4. 开发营养健康新产品

（1）加快营养强化小麦粉的研发及推广力度。营养强化面粉是古船食品公司以国家标准为依据，按照优于国家标准的企业内控标准，分别以富强粉、饺子粉、自发粉、精制雪花粉和营养强化剂为原料，按国家公众营养与发展中心提供的营养强化配方，在不影响面粉用途的基础上，添加了铁、锌、钙、维生素B1、维生素B2、叶酸、尼克酸等七种人体普遍缺乏而又必需的营养元素，加工而成的营养强化面粉，其使用方便，经济安全，可有效地改善人体营养状况。古船7+1营养强化面粉是古船食品公司在全国率先推出的营养强化面粉，具有超前和领先性。

（2）开发推广全麦系列小麦粉。由于面粉过度加工，造成消费者主食营养摄入不均衡，已影响到老百姓的健康。面对这种现象，开发贴近百姓生活，有益百姓健康的新产品，是古船义不容辞的责任。在农业部的大力支持下，古船已成功地研发出具有古船特色的"全麦小麦粉""全麦面包粉""加麦粉"等新产品，不但保留了整粒小麦的全部营养成分，还解决了全麦粉口感差、适用面窄、保质期短的行业难题，有效的引导消费者逐步向"回归自然、回归健康"的饮食观念转化。

（四）基地建设成效

1. 自基地投入使用以来，共吸引了40多个批次，总计1500余人次前来参加食育活动。食育效果评价结果表明，通过开展营养教育，明显提升了受众的营养认知，帮助受众了解了如何根据食物的营养价值合理膳食搭配，同时改变其错误的饮食观念和不良的饮食习惯，促使其逐步养成健康的生活方式。

2. 采用宣传品、网站、微信公众号等多种传播方式和渠道，开展多形式的食物营养宣传教育活动，增强了全社会对国民营养计划的普遍认知。

3. 为部队、医院、机关团队等提供食物营养专业培训与技术支持，与中国人民解放军后勤学院共同建立了军需专业教学实践基地。

4. 引进专业技术人员，提高团队的技术水平，组建高效、精干的食物营养教育人才队伍，并初步建立了食育效果评价方法与评价机制。

5. 参加了多项食物营养相关的科研项目，参与了LS/T 3248《中国好粮油小麦粉》《营养强化面粉》等国家标准、行业标准的编制修订工作，制定了《营养强化粉》《麦麸小麦粉》《全麦面包粉》等企业标准，发表多篇专业论文。

6. 开发出了"营养强化小麦粉""全麦系列小麦粉"等营养健康、可有效改善居民营养状况的特色新产品，加快食品加工营养化转型与推广，引导消费者逐步向"回归自然、回归健康"的饮食观念转化。

第二节　河北金沙河面业集团有限责任公司

一、单位概况

河北金沙河面业集团有限责任公司成立于1996年，是从事小麦和玉米种植、收储，面粉、杂粮和挂面加工，农产品物流和电子商务等业务的农业产业化国家重点龙头企业。现有6个种植基地，60万吨小麦仓储能力，5个生产基地，9个小麦制粉车间、2个玉米加工车间，70余条挂面生产线，年处理小麦250万吨，年加工挂面100万吨，年加工玉米9万吨，年加工小米、绿豆、燕麦、荞麦等杂粮1500吨。

二、营养知识小课堂

一碗挂面的诞生

金沙河严选冀南平原优质小麦主产区麦源，对入库小麦层层筛选，经过严格发芽率实验，留下颗大饱满、有生命力的麦粒。小麦经过清理和水分调节后，经过长粉路，在低温轻研细磨的环境下，不破坏小麦的原本营养成分，实现胚乳、胚、表皮的分离。

加工制成的小麦粉经过气力输送管道，直接进入挂面加工车间，由此开始了身份转变的"旅程"。

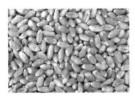 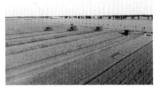

小麦籽粒　　　　　金沙河合作社小麦种植基地鸟瞰图

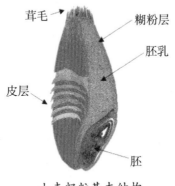

小麦籽粒基本结构

第一道工序：和面

面粉经过筛理后，与盐水以一定比例在高速和面机中进行定量混合，和面机的高速旋转使得面粉和水接触时形成雾状，保证每一粒面粉和每一滴水珠相互融合。

第二道工序：熟化

和面完成后，面絮在输送皮带上慢速前进，促进蛋白质和淀粉的自动调节，使水分能最大限度渗透到蛋白质胶体粒子的内部，形成面筋网络。

第三道工序：压延

面絮经过第一道复合辊形成一定厚度的面带，随后再经过不同尺径压辊使面带逐步降低厚度，确保面带具有一定的强度和韧性。

第四道工序：切条

经过九道压辊成型的薄面片，经纵向切割形成一定长度和宽度的面条，再通过链条自动上架。

第五道工序：烘干

切成长条状的湿面条被送入"桑拿房"，以实现其脱水。金沙河自主建设了130米的隧道式变温变湿式低温烘房，湿面条经过三个半小时的匀速运行后，可将水分降至产品储存所需的安全范围，干燥后的产品平而不翘，耐保存，耐煮。

第六道工序：包装

烘干后的面条进入包装车间，经自动切面、自动输送、自动称量、自动包装、自动激光打码印刷日期后，进入储藏车间。

从小麦收购到制成挂面，全过程无人工碰触环节，确保了产品的干净卫生。

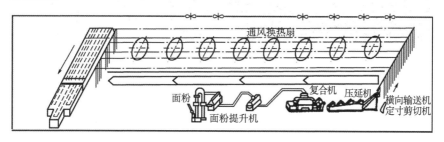

挂面加工流程示意图

三、基地建设与食育工作进展

（一）食育基础设施建设

金沙河集团建有"印象金沙河"展览馆，通过展览馆中的电子监控屏可实时清晰地看到小麦自入厂到加工成挂面的每一道环节；生产车间建有透明参观通道，来访者可直观感受从和面到包装的整个挂面生产过程。自开馆以来，"印象金沙河"已累计接待学生、经销商、消费者、员工家属20余万人次。河北金沙河分公司的参观通道正在建设中。

此外，金沙河集团建有"金沙河大学"，通过"请进来"的方式定期为员工开设营养健康知识讲座，学习营养知识视频；在生活区建有"健康知识长廊"，以文字和图画的形式向厂区员工、参观人员直观地呈现食品安全与营养知识。

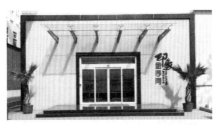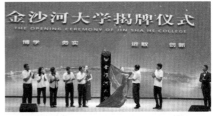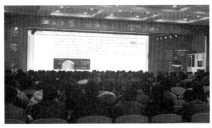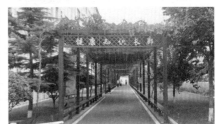

基础设施建设

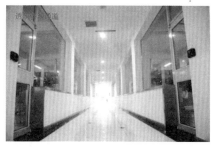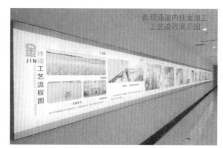
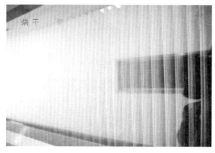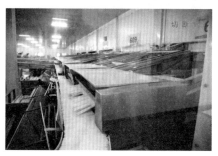

印象金沙河参观通道工艺流程（部分）

（二）食育人才队伍建设

目前，金沙河印象馆配备9名专职科普人员，负责每日来访接待，并进行专业讲解。其中，4人具有公共营养师资质，2人具有食品科学小麦加工方向专业背景，作为专项科普活动技术支援人员，并同时运行"金沙河集团""金沙河食品产业技术研究院""食物营养小课堂"微信公众号，利用微信平台定期发布与食物营养及健康相关的文章。与此同时，金沙河集团积极投身"百年金沙河 健康中国"建设，聘请小麦营养、加工领域的专家为客座教授，通过"请进来"的方式提升企业科技水平，为面制品行业发展贡献良计，积极营造"全员科普"氛围；通过"走出去"的方式积极参与营养论坛，并定期走进幼儿园，接收、传递科学的营养知识，在知行合一中主动担当作为。

（三）食育工作进展

1. 主题宣传周活动

2019年全民营养周的主题为"合理膳食、天天蔬果、健康你我"，金沙河集团以全民营养周为契机，通过厂区的"健康知识长廊"向厂区职工、职工家属、来访企业参观人员介绍"低盐、少油"的健康生活方式以及"十佳蔬果""五谷杂粮"的相关知识。

2019年全国食品安全宣传周的主题为"尚德守法 食品安全让生活更美好"，金沙河集团向在职员工解读《中华人民共和国食品安全法》，提升企业内部员工的食品安全风险防控意识，强化作为企业的主体责任；解读挂面加工过程危害分析，形成HACCP控制计划，并向加工岗位员工重点介绍原料验收、原料入库储存、辅料验收、压延工序、干燥工序、计量包装和成品储运的七个关键控制点及注意事项，为保障食品安全做出积极响应；组织企业员工参加支付宝"答答星球"、微信小程序"食安查竞赛"等食品安全网络知识竞赛，丰富主题周的活动内容。

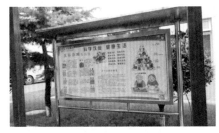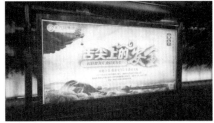

灯箱展示信息

2. 接待参观

印象金沙河展览馆全年免费接受外界参观，年均接待包括面制品加工同行、经销商、消费者、员工家属、国家小麦产业技术体系岗位科学家等在内的参观者约20万人次，全程配备人工或电子讲解，通过全透明参观通道参观挂面的整个生产过程，让来访人员近距离感受金沙河集团为安全生产所做出的努力，增强来访人员对食品安全的信心。

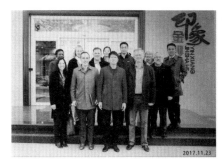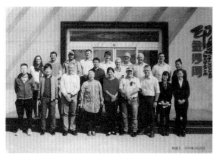
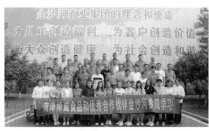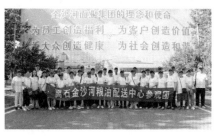

来访人员活动图

3. 工业研学游

　　金沙河集团开展工业研学游活动，为小学、初中、高中的学生组织一场从田间地头到餐桌的旅行，体验独具人文情怀的工业景观，感受企业文化的震撼、现代科技的应用。在旅途中为学生们讲解小麦种植、生产、加工及营养相关的知识，加深其对农业知识的理解，使其忆苦思甜，传承中华艰苦奋斗、勤俭节约的优良传统。截至目前，金沙河集团已接待师生1000余人次。

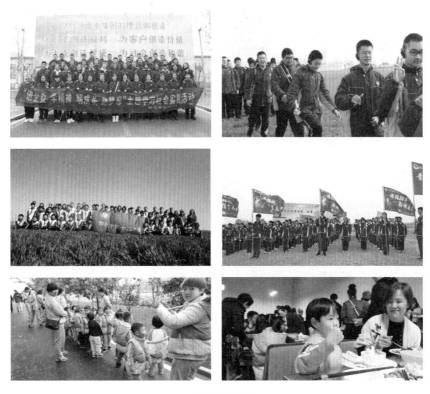

工业研学游图

4. 举办大学生创意节

联谊河北平面设计联盟、尖荷系设计教育实践运动委员会、河北科

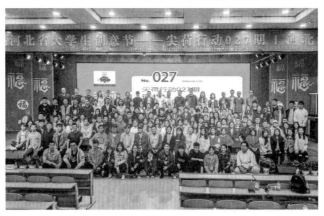

大学生创意节

技大学、河北地质大学、河北经贸大学、河北传媒学院、石家庄学院、石家庄职业技术学院等举办创新创意挂面的营养科学吃法大赛。

5. 举办饮食文化节活动

以弘扬中华传统饮食文化为使命，集团携手2000余家经销商在全国各地组织面食节活动，现场制作面点；在南和当地举办"千人擀面"活动，为消费者指导制作方法，并讲解面粉的营养价值，

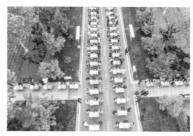
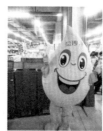
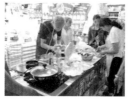
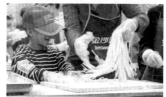

饮食文化节

以及如何选购好挂面、好面粉。

6. 举办爱心公益活动

金沙河秉承传达爱心的精神，不忘初心，勇担社会责任，为辛劳在

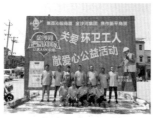
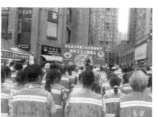
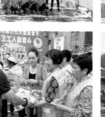
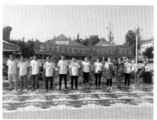

关爱环卫工人活动

一线，保持城市整洁的环卫工人送上关心与祝福，教授其面点制作方法，以及不同风味挂面做法，为特殊群体奉献自己的爱心。

7. 线上活动

金沙河集团在线上建有"金沙河集团""金沙河食品产业技术研究院""食物营养小课堂"三个微信公众号及"金沙河面业集团"的官方微博，为广大消费者及时推送行业动态、养生食疗食谱、食品安全常识、辟谣小文章、食物营养与健康等相关内容，通过线上科普的形式，增加了消费者对食品行业的认识，对食品安全的信心及合理膳食均衡营养的理念。

（四）食育效果评价方法建设

金沙河集团的食育效果评价主体多元化、评价内容多维化，采用定性与定量相结合的评价体系。①评价主体包含公司领导、生产线相关负责人、受众群体。评价主体多元化是因为食育方案设计参与方与受众方对食育顶层设计的感受不同。②评价内容包含科普传媒、受众行为认知变化，受众的再推广意愿等。评价内容中的科普传媒以定量指标来评价，包含纸媒、互联网新媒体，其主要以传播素材浏览量、转载量、收藏量、互动评论量为评价指标。③受众行为认知变化和受众再推广意愿采用定性评价，前者主要对比活动前后受众的营养素养及认知水平变化，包含基本知识和理念，健康生活方式和行为、基本技能；后者以对受众再推广及分享意愿的强烈程度和来访人员的信息获取途径进行分析，以此来更好地调整金沙河集团有关食育知识的传播渠道。

（五）基地建设成效

河北金沙河面业集团自2017年获批国家食物营养教育示范基地以来，积极履行基地职责。在知识科普方面，向厂区职工、家属、经销商、消费者、学生群体等，通过主题班会、咨询辅导、技术培训、知识竞赛、企业参观、工业研学游、千人擀面、面食节等活动普及营养和健康知识，累计举办讲座200余次，累积受益人员20余万人次。通过以上活动，回访得知受众在饮食健康、爱惜粮食、劳动和感恩意识、饮食习惯、卫生习惯、劳动习惯等方面均有所改善，如家长的食物营养知识知晓率和家庭营养配餐能力提高；中华民族优良传统的感知度提高；特色饮食文化传播力度增加。在普及小麦、玉米相关知识的同时，也培养了受众爱祖国、爱家乡的情感。

第三节　北京薯乐康农业科技有限公司

一、单位概况

北京薯乐康农业科技有限公司，专业从事薯类产品研发、营销、推广。参加了国家公益性行业（农业）专项"马铃薯主粮化关键技术体系研究与示范"项目。在农业农村部食物与营养发展研究所的指导下研发出系列薯类产品，并着力做好马铃薯主食化政策的宣传、马铃薯主食产品的消费引导与推广。创建马铃薯科研、产业、资本、服务一体化的运营平台，为国家马铃薯战略推进、产业发展和人民健康奉献力量，努力打造以马铃薯产业为核心、符合互联网时代要求的新农业生态链体系。

二、营养知识小课堂

马铃薯营养丰富，蛋白质含量一般为1.6%～2.1%，蛋白质质量与动物蛋白接近，可与鸡蛋相媲美，易被人体消化吸收；富含18种氨基酸，其中包括人体必需氨基酸。脂肪含量低是马铃薯与其他

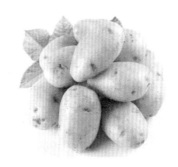

马铃薯

谷类食物的最大区别。据测算，鲜薯的脂肪含量为0.2g/100g，全粉中仅为0.5g/100g，而大米、小麦及玉米中的脂肪含量分别为0.8g/100g、1.3g/100g 和3.8g/100g。马铃薯块茎内含有0.6%～0.8%的膳食纤维，比大米、玉米和小麦粉含量高出2～12倍。马铃薯中的维生素含量高、种类全，其中块茎中的维C含量可达20～40mg/100克，块茎中还含有13.9%～21.9%的单糖和多糖，以及较多的钾、钙、铁、磷等成分。

马铃薯具有特殊营养与药用价值，可广泛应用于食品、药品中，可加工或鲜食，除原有的休闲食品如薯片、薯条外，现有马铃薯薯麦混合粉系列，适合制作蒸、煮、烘焙等食品。

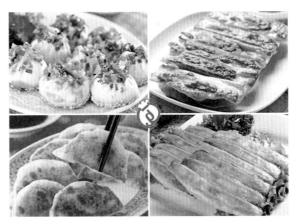

薯麦混合粉所制作的主食展示

三、基地建设与食育工作进展

（一）食育基础设施建设

公司在延庆马铃薯产业园区建立了基地，占地三百亩，基地内设有马铃薯相关的各类展厅，一次性可接待100～200人，每天均对外开放。在展厅中展示了马铃薯的发展历史、马铃薯对人类的重要贡献、现代农业设施、高水平育种技术等，来访者除了可以亲身体验以上内容外，还可以品尝特色土豆宴。

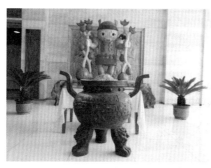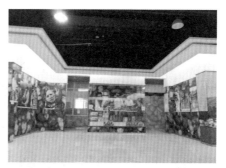

延庆马铃薯产业园区食育基地展厅

（二）食育人才队伍建设

公司积极与业内知名营养专家开展合作，同时与农业农村部食物与营养发展研究所等科研单位、湖南农大马铃薯主食研发中心等院校建立合作关系。此外，不断招聘具有食物营养与健康相关专业知识背景或从业经验的员工，定期安排公司员工参加各种专业培训，不断提升其专业素养。

（三）食育工作进展

"均衡营养、健康生活"是公司所有食育活动的主题，2019年4月13日，由农业农村部食物与营养发展所与北京市农委联合主办、薯乐康公司协办了"马铃薯主食化消费引导进社区启动仪式"，活动组织了二十多家马铃薯主食加工企业参与，现场共展示马铃薯主食产品和京郊特色农产品三百多种。

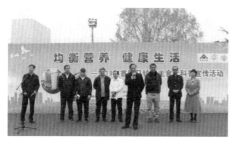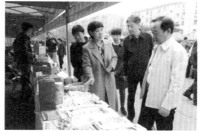

马铃薯主食化消费引导进社区启动仪式

在国际家庭日与北京市妇联家庭促进会一起组织举办了马铃薯主食

科普教育活动。活动中不仅让社区居民品尝到了多种营养健康的马铃薯主食产品，还邀请专家向居民科普了马铃薯的营养价值，以及如何营养均衡、科学饮食等内容。

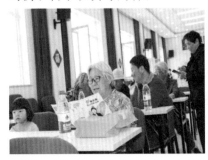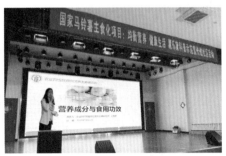

马铃薯主食科普教育活动

公司还积极参与军嫂品牌安全食品走进部队营区大院的活动，并受到部队领导和家属的高度好评。

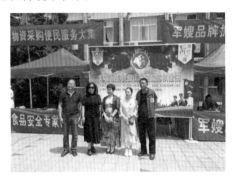

军嫂品牌安全食品走进部队营区大院活动

（四）基地建设成效

组织或参加了多种形式的社区科普宣传品尝活动，活动次数高达百场，活动区域覆盖北京市主要城区，受益消费者达到数万人次；参加上海、天津、河南、湖南等地举办的全国性名优农产品展示活动，宣传推广马铃薯主食成果、马铃薯营养知识，并连续两年获得了农业农村部评选的全国优质农产品奖，对推动马铃薯主食化起到了积极的作用，也得到了全国专家的好评。

联合国内马铃薯生产企业共同打造了展示与销售的平台"薯品乐购",不但可以实现线上实时交易,同时也设立了营养知识课堂、食用方法小视频等寓教于乐的内容。

通过与农业农村部食物与营养发展研究所的合作,研发了多款马铃薯食品,有休闲系列的彩色马铃薯奶片、彩色马铃薯奶酪;主食系列的马铃薯荞麦面、马铃薯燕麦面、马铃薯高粱面、马铃薯绿豆面、马铃薯苦荞面等。

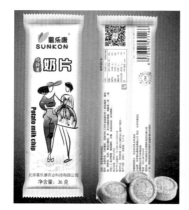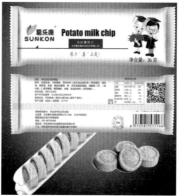

彩色马铃薯奶片

第四节　康师傅控股有限公司

一、单位概况

康师傅控股有限公司在中国主要从事方便面、饮品及方便食品的生产和销售。康师傅于1992年开始生产方便面,并自1996年起扩大业务至方便食品及饮品;2012年3月,进一步拓展饮料业务范围,完成与百事中国饮料业务战略联盟,独家负责制造、灌装、包装、销售及分销百事在中国的非酒精饮料。目前，康师傅三大品项产品，皆已在中国食品市场占有显著的地位。据尼尔森2018年12月数据显示，以销售量为基准，2018年康师傅方便面、即饮茶及蛋卷的市场占有率分别为43.3%、47.1%及18.3%，稳居市场领导地位；整体果汁的市场占有率为15.9%，居市场第二位。据GlobalData 2018年12月数据显示，百事碳酸饮料2018年销售量以33.0%居市场第二位。康师傅控股有限公司以弘扬中华传统饮食文化为使命，致力于与社会各界人士进行交流，科学地传递食品安全和营养膳食相关知识。

二、营养知识小课堂

1. 方便面

方便面是以小麦粉和/或其他谷物粉、淀粉等为主要原料，添加或不添加辅料，经加工制成的面饼，添加或不添加方便调料的面条类预包装方便食品，按加工工艺可分为油炸方便面和非油炸方便面。

方便面的制作工艺分为和面、复合压延、切丝制波、蒸面、切断、干燥、冷却、投料、包装等过程，油炸方便面和非油炸方便面的区别在于干燥方式，油炸方便面是以约150℃的棕榈油高温、短时间内油炸干燥制成，非油炸方便面则是以80～90℃热风，使面条慢慢干燥。

方便面生产流程介绍

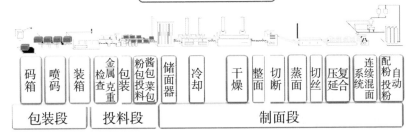

方便面由面饼、酱包、菜包、粉包等调料包组成。一包方便面的热量大概在500卡，刚好是成年人一餐所需的量。蛋白质、碳水化合物的

供能比也符合推荐比例，通常在方便面中还配了蔬菜、肉粒、蛋粒等配料，可提供一些维生素和矿物质。方便面可以方便快速的补充营养，比如在参加运动前后，食用一包方便面可以快速帮助恢复体能。平时在吃方便面时，可以另加入适量的青菜、鸡蛋等食材，营养更均衡。

2. 饮料

饮料是指经过定量包装的，可供直接饮用或用水冲调饮用的，乙醇含量不超过质量分数0.5%的制品。包括包装饮用水、果蔬汁饮料、蛋白饮料、碳酸饮料、特殊用途饮料、风味饮料、茶饮料、咖啡饮料、植物饮料、固体饮料等类别。

饮料的加工工艺因饮料的类别而异，通常包括调配、杀菌、吹瓶、灌装、套标、装箱等程序。

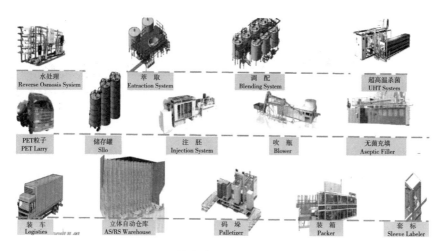

饮料生产工艺流程图

饮料依类别不同，营养价值也有很大差别，包装饮用水如天然水中含有各种矿物质，果蔬汁饮料中含有膳食纤维、维生素和矿物质，含乳饮料中含有蛋白质、脂肪、钙等营养素，茶饮料中含有茶多酚、茶氨酸等植物活性成分，特殊用途饮料则会依不同人群有针对的强化一些有益成分，因此在购买饮料时，要根据自己所需进行选择。

三、基地建设与食育工作进展

（一）食育基础设施建设

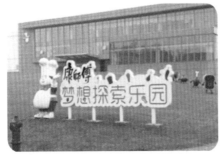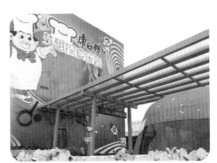

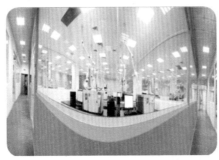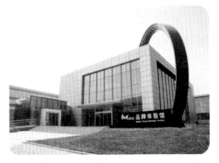

康师傅梦想探索乐园与饮品品牌体验馆

康师傅控股有限公司在全国有6个展馆长年对公众开放，包括天津的梦想探索乐园、饮品品牌体验馆，杭州的梦想探索乐园，上海的味道馆、通路创新中心和食品安全中心，累计总面积逾5000平方米，同时覆盖全国的41家工厂设有参观走廊，并配备有一支专业的科普团队。面向中小学生、大学生、运动人群、商务人士、社会团体、专业人士等社会各界人士，围绕营养健康、食品安全、中华传统饮食文化、美味食材等方面开展科普展览、科普讲座、参观交流、操作实践、发放科普资料等活动，消费者可近距离看到先进的食品和饮料生产线并聆听专业的讲解，平均每年可接待逾20万人次参观。

（二）食育人才队伍建设

康师傅的每个展馆均配备5～7名专职科普人员，负责接待访客，并进行专业的讲解。中央研究所研发人员均具有公共营养师资质，在产品设计时给予专业的营养辅导，同时也作为技术人员支援专项科普活动。同时，康师傅一直保持与营养专家的积极互动，通过营养论坛、进校园活动、科普资料编撰等形式，接受专家们的指导，及时了解最新营养知识，不断提升食育内容的科学性、准确性以及食育人员的业务能力。

（三）食育工作进展

康师傅重视针对不同人群进行定制化的科普教育活动，除了各个基地展馆日常接待参访之外，还针对不同群体开展了丰富多彩的专项科普活动，如针对中小学生的水教育进校园、航天科普展活动、针对大学生的创意吃法大赛、食安科普大赛、针对运动人群的马拉松运动营养膳食教育等。

1. 接待参观

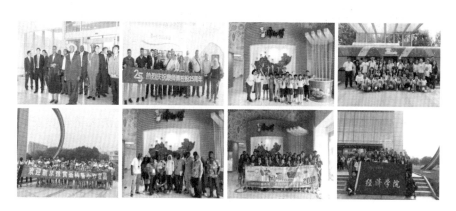

接待参观活动

几大展馆全年免费接待外界参观，年均接待包括消费者、大中小学生、专家学者、国际友人等在内的参访者逾20万人次，让参访者近距离看到企业食品生产和食安管理的全过程，切身感受到行业在为消费者提供满意放心的食品上所做出的努力，提升公众对食品安全的信心，增强公众食物营养与健康的理念。

2. 举办大型科普展览

康师傅自2018年开始在各个城市举办航天科普系列大型展览，将食品工业中采用的源于航天科技的FD技术、反渗透技术、RP技术、熬制高汤萃取技术等通过活泼生动的形式与中小学生进行互动式科普，同时传递平衡膳食相关的营养知识，让孩子们从小就对食品科技和食物营养形成正确的认识。每一站科普展会持续3~7天，日均接待2000人次。

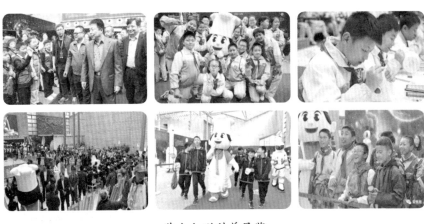

举办大型科普展览

3. 开展丰富的线下科普活动

康师傅连续3年在全国高校举办方便面校园创意吃法大赛和食安科普大赛，倡导食物间有创意的营养搭配，普及食品安全知识，广受各大院校学生的欢迎。

在全国100所学校开展小学生水教育活动，引导孩子们从小认识到科学饮水的重要性，养成良好的饮水习惯。

同时，作为马拉松专业膳食合作伙伴，在很多金牌赛事城市的马拉松比赛之际，开展运动膳食科普活动，向运动爱好者们传递合理膳食的科学知识。

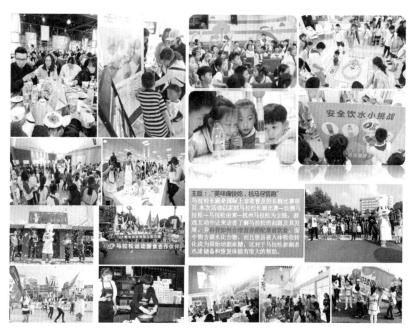

开展线下科普活动

4. 多渠道线上科普传播

通过多种形式的媒体传播，包括媒体合作、微博、公众号、网络直播等，进一步扩大了线下科普活动的影响力，同时重视通过简单的形式

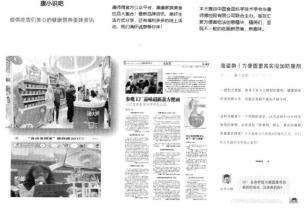

多渠道开展线上科普宣传

传递一些便于传播的科普知识，其中发布的关于方便面不添加防腐剂的科普软文，一经发布便被80余家主流媒体网站转载，广受关注。

（四）食育效果评价方法建设

康师傅食育效果评价由两部分组成，即食育工作有效影响力及公众知识水平提升情况。食育工作有效影响力会通过影响人次的统计、公众满意度调查、传播素材浏览量、主流媒体主动转载率等多维度来进行综合评估，影响人次汇总线下线上整体情况，公众满意度主要通过问卷形式了解食育活动前后公众对服务的满意度、知识获取情况以及意见建议等，传播素材浏览量主要通过点击量、阅读量等综合统计，同时关注评论情况，主流媒体主动转载率则主要用来衡量内容价值感及被媒体关注程度，侧面反映活动的传播价值及热度。公众知识水平提升情况则主要通过活动前后公众知识掌握情况问卷、访谈和线上答疑互动来进行评估，从而了解食育活动对公众食物知识素养提升的影响情况。

（五）基地建设成效

各展馆年均接待20余万人次参观；连续3年在全国30个城市、70个重点高校社团举办100余场食安科普活动，逾100万大学生加入食育科普阵营，活动之后发布《全国大学生食品安全知识素养调查数据分析报告》，结果显示受访大学生食安素养有效提升了12个百分点。

以"营养搭配"为主题连续3年持续举办大学生创意吃法大赛，近两年大赛参赛选手逾2000人，累计收集参赛作品近500个，在社会上也引起广泛反响，累计影响人次逾2000万，"方便面创意吃法""方便面新吃法"等多次成为热门话题在社交媒体上被讨论。

年均为10站国内具有影响力及知名度的马拉松赛事提供服务，线下直接为近30万人提供马拉松运动营养膳食补给，带动膳食教育50余场，超过4000万人参与互动，目前，随着马拉松科学营养膳食的观念逐渐被广大跑友重视，将方便面作为能量补给的习惯已开始影响越来越多运动人群，选手们共同吃面补充能量也成了马拉松赛场一道独特的风景线。

依托自有自媒体平台"康小识吧"发布的关于方便面不添加防腐剂的原创科普软文，一经发布便被87家主流媒体网站转载，扭转近10%人群对"方便面不添加防腐剂"的认知。

第五节　李锦记（新会）食品有限公司

一、单位概况

李锦记（新会）食品有限公司为李锦记酱料集团旗下主要生产厂之一。李锦记集团为全球性调味品生产企业，致力于调味品的研究和生产，随着社会的发展，人们的消费意识和习惯发生了巨大的变化，对营养、风味等的个性化需求日益突出。李锦记充分整合全球资源及信息，在调味品的营养建设上，走在行业前列。

李锦记秉承"务实、诚信、永远创业"的精神，践行"思利及人"的核心价值观，并始终坚持以生产高品质调味品为己任。与国家航空航天建立了合作，为开发航天员营养与美味食品提供调味品；顺应减盐健康生活的趋势，研发出低盐酱油工艺；实施"希望厨师"项目，培育青年厨师，创新营养菜式；此外，还生产无麸质酱油、有机酱油、清真、KOSHER等优质产品。李锦记始终坚持科学饮食，健康饮食的理念，致力于为国民的饮食与健康做出贡献！

二、营养知识小课堂

为贯彻落实"三减三健"助力健康中国行动，李锦记开发了薄（低）盐醇味鲜酿造酱油，将食盐含量降至10%～12.3%，减盐不减

6克有多少?

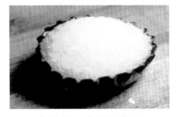

大约是一啤酒瓶盖儿

鲜,酱油醇味,营养健康。薄(低)盐醇味鲜酿造酱油生产工艺流程包括:洗豆和浸豆,蒸煮,大豆制曲,控温发酵,过滤,灭菌和灌装,经六个月的低盐控温酿制,最终将盐分控制在10%~12.3%。

酱油生产中的制曲,使米曲霉充分生长发育,并大量产生和积蓄蛋白酶、肽酶、淀粉酶、谷氨酰胺酶、果胶酶、纤维素酶等。蛋白酶及肽酶将蛋白质水解为氨基酸,产生鲜味;谷氨酰胺酶把谷氨酰胺变成具有鲜味的谷氨酸;淀粉酶将淀粉水解成糖,产生甜味;乳酸菌产生适量乳酸,酵母菌发酵产生乙醇,以及由原料成分、曲霉的代谢产物等所生产的醇、酸、醛、酯、酚、缩醛和呋喃酮等,构成了酱油复杂的香气。原料蛋白质中的酪氨酸经氧化生成黑色素,淀粉经淀粉酶水解为葡萄糖,葡萄糖与氨基酸发生美拉德反应生成类黑素,使酱油产生鲜艳有光泽的红褐色,从而形成了色香味俱全,风味独特的酱油。

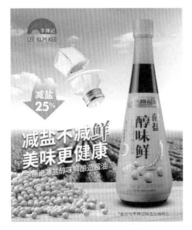
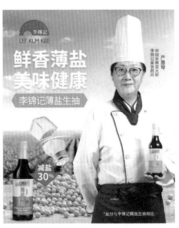

李锦记薄盐醇味鲜酿造酱油

三、基地建设与食育工作进展

（一）食育基础设施建设

通过多年的建设和调整，公司整个生产基地现已成为类似工业旅游的园地生产区。生产基地中有4个车间建立了透明参观通道，可展示酱料、酱油的生产过程，参观通道中同时也配备了多媒体设备，制作了科普知识宣传片；另建有1个博物馆，内设有墙画、实物展品、调味品的历史起源与变迁以及6个互动多媒体等内容，参与者可亲身体验，了解调味品的发展历史及营养知识。生产基地中所有的设备、设施及场馆，均全天对外开放，有专门的部门进行接待与管理。2019年上半年已接待来访人员111批次，总人数达2703人次。

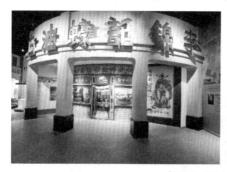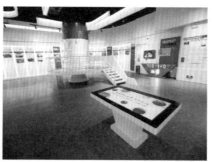

李锦记调味品博物馆

（二）食育人才队伍建设

为更好地开展食育工作，经试运行及初步建设，成立了从设备到原料到加工到存储的全方位人才队伍，并邀请专家参与到食育活动中来。形成总负责人牵头，秘书组推进，专家组承载知识传播，现场活动组具体实施，文控宣传组负责宣传策划，收集整理活动资料等目的明确的组织架构，现有架构组织人员共达10人。

（三）食育工作进展

1. 针对公司员工及家属开展食育科普活动。

1）举办家庭开放日特色活动。在开放日，全体员工可以带上家属来李锦记进行参观交流，现场举办了食品安全知识和食物营养知识宣讲活动，并与来访员工家属进行互动，现场气氛活跃，小朋友们很快就投入到知识的海洋里。

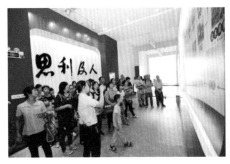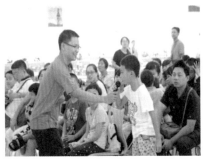

家庭开放日活动

2）举办学习营养标签活动。每年针对单位内部员工及家属开展食物营养宣贯活动，介绍食品标签营养成分表的作用，及如何读懂营养成分表，向员工和家属传递了食品营养方面的知识。

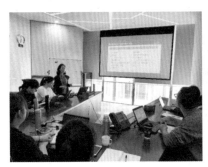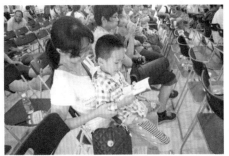

学习食品营养标签现场

2. 举办小记者食品知识课堂

小课堂通过向小记者们展示生产调味品的新鲜原料以及不同包装规格的产品，形象生动地讲述了如何选择优质原料、产品的生产工艺、食品安全知识，以及有关减盐、有机等产品的由来及其特点。小记者们就李锦记的薄盐酱油食盐含量等内容进行了提问。

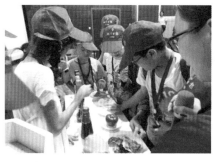 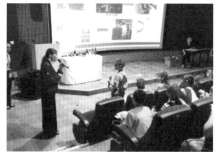

举办小记者食品知识课堂

3. 举办食育科普进校园活动

针对中小学生，公司安排专业人员到学校进行食物营养知识科普，积极响应食品安全与健康饮食教育从娃娃抓起的号召，本系列活动获得了学校老师、学生及家长们的一致认可。

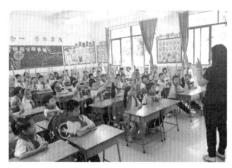 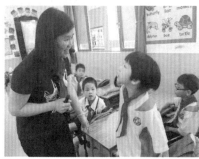

食物营养知识科普

针对大学生群体，李锦记每年联合中国食品科学技术学会与各高校共同举办"李锦记杯学生创新大赛"，本赛事旨在为在校大学生提供实践的平台，鼓励学生开展调味品创新性研究。

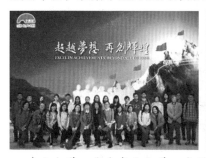 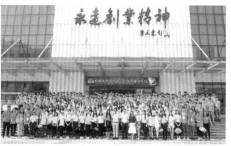

中山大学、华南农业大学、广州大学、五邑大学的同学们参观李锦记

4. 参与《食品安全广东行》视频录制

在李锦记生产基地拍摄了酱油的科普视频——《一滴酱油的936个检测指标》，该视频介绍了酱油"从农田到餐桌"整个过程的质量安全控制、一颗颗黄豆制作成酱油的生产过程及酱油营养和风味物质产生的全过程。该视频在广东FDA食品安全微视频大赛中获奖。

此外，李锦记还积极参与央视科普题材拍摄，为国家科普工作贡献力量。

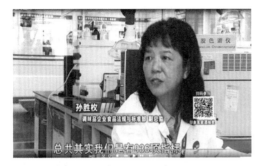 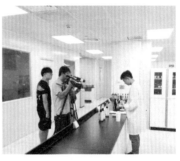

央视科普题材拍摄现场　　　　　　《食品安全广东行》视频录制

5. 印制科普宣传册

针对社会关注热点，为避免信息误传，印制宣传小册子，如积极出刊《食品安全通讯》科普知识，与中国科协科普部共同编制《调味品的科学》小册子，在科普系列活动中通过分发科普宣传册进行食育。

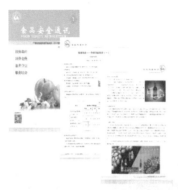 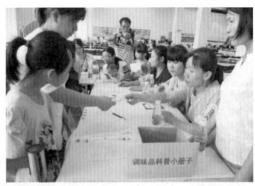

印制并发放食育科普宣传册

6. 举办食物营养科普活动

每年以"食品安全宣传周"等系列活动为契机，举办食物营养科普活动。活动现场，由技术人员讲解如何巧妙使用调味品制作家常小菜，如何吃出健康；在入社区宣传活动中，技术人员结合饮食习惯生动地向居民普及"三减三健"专项行动。

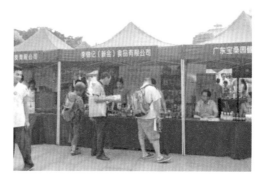

摊位现场

通过摊位咨询、摆放宣传展板、赠阅宣传资料等形式，向广大市民宣传普及食品安全及食物营养知识。

7. 举办食品安全风险交流机制研讨会

邀请各大型食品企业莅临李锦记，共同深入探讨食品安全管理控制措施，共同商讨策略引领食品行业健康发展。

（四）基地建设成效

1. 企业以健康食品为研发方向，创新首推低盐酱油等健康调味品，引领行业发展。

2. 每年向超过1万人次的消费者传递食物营养与健康知识。

第七章　乳及乳制品行业

第一节　北京三元食品股份有限公司

一、单位概况

北京三元食品股份有限公司是以奶业为主，兼营麦当劳快餐的中外合资股份制企业，是国内唯一拥有"八块金字招牌"的乳品企业，经过多年努力，形成了从育种、养殖到加工、配送、销售的"全产业链"发展模式，目前产品有八大分类；液态奶、发酵乳、干酪、宫廷乳制品、冰淇淋、奶粉、奶油、含乳饮料。成立至今六十余年来，三元食品一直作为历次国家和北京市重大政治、经济、文化活动的乳制品供应商。公司总部位于大兴区瀛海镇，建筑面积约22万平方米，总投资8.2亿元，日可处理鲜奶1200吨，是集研发、生产、物流、生活于一体的自动化程度较高的低碳示范园，园区生产的产品涵盖屋型包装鲜奶系列、超高温灭菌奶系列、酸奶系列、袋装鲜奶系列、干酪系列及各种乳饮料等百余品种。

二、营养知识小课堂

巴士杀菌奶杀菌温度低，目前三元食品的巴士杀菌温度控制在72摄氏度，有效地保留了牛奶当中的活性物质和营养成分，例如乳铁蛋白及免疫球蛋白，但储存条件比较严格，需要冷藏保存。超高温灭菌奶杀菌温度可达140摄氏度，活性物质被杀灭，但有效地延长了产品的保质期。

三、基地建设与食育工作进展

（一）食育基础设施建设

目前，北京三元食品股份有限公司设有北京唯——座以牛奶为主题的博物馆——首都牛奶科普馆，专门从事牛奶科普教育工作，生动形象的展陈设计及突出牛奶科普的特色深受广大消费者的喜爱。首都牛奶科普馆由"三元科普体验馆""三元文化馆""北京奶业足迹馆""牛奶生活馆"四个展厅组成，总面积约3000平方米，总投资近1500万元。主题馆整体设计以红、白、灰为主色调，运用了很多高科技声光电展示手段，很好地与现代化牛奶生产线融为一体，大气恢宏，清新简约，时尚现代，集观赏性、知识性、娱乐性、休闲性于一体。三元食品工业园还设有透明参观走廊，参观者可以实地体验三元食品全自动现代化牛奶生

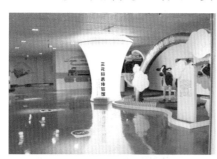
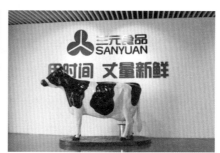
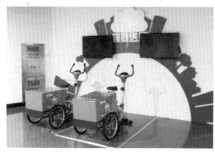
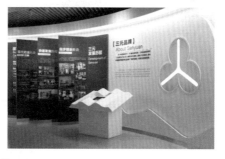

首都牛奶博物馆展厅

产线。

三元科普体验馆也是中、小学生科普教育基地，有离心净乳机的模型、酸奶车间的沙盘模型，送奶到家专门定制的模拟奶车，另外还有一个奶牛的模型，可以进行挤奶体验。

三元文化展馆向参观者展示了三元的企业文化、品牌价值、遍布全国各地的14个生产基地、60年间5代领导人对三元的关怀、企业中的全国劳动模范及其他优秀员工。

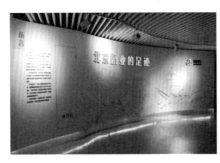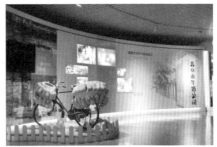

北京奶业足迹馆部分内容展示

北京奶业足迹馆以一组白色的浮雕讲述了新中国北京的奶业及三元食品的发展历史，几组图片、装满玻璃瓶奶褡裢的自行车、展柜里的乳制品包装等引起了参观者对牛奶的回忆。

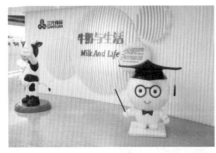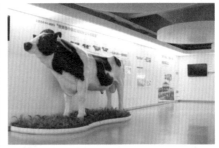

牛奶与生活馆部分内容展示

牛奶与生活馆中介绍了有关牛奶的知识、牛奶的历史、奶牛的品种、生理特点、饲养的技术与疾病预防等内容，并以图片和动态模拟模型等方式展示了牛奶中的营养成分、乳品消费情况、市场上乳制品分类、三元的产品品种等信息。牛奶生活馆内，有科委项目研发的"牛博士"，是北京唯一的"智能牛"，可以回答近400个问题，并且可以进行人脸识别，风趣幽默，深受消费者的喜爱。

（二）食育人才队伍建设

目前，三元食品体验营销部专门负责对外接待并开展食育工作，拥有10名经过严格培训的专业讲解人员，负责对日常来访者进行解说引导。此外，拥有8名高级研发人员兼专业讲师，针对中小学生开展食育，并定期设立食育大讲堂。

（三）食育工作进展

1. 参观体验活动

三元食品自2012年起对外开放工业旅游，每年吸引了数万名消费者前来参观。参观体验活动为团体预约制，针对来访者层次、年龄段的特点进行相应的安排，为来访者提供丰富的参观体验。来访者在专业讲解员的引导与讲解下，参观工厂生产车间，亲眼见证先进、高水平的生产加工设备及高效的发展理念，让消费者树立起对国产乳制品的信心。各个车间均配备了高端的机器人生产设备，拥有国内外最先进的电子机械手臂，基本实现了自动化机械化的生产线，在参观游览中给来访者留下了非常深刻的印象。

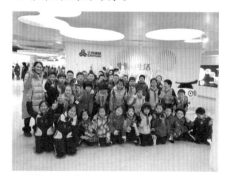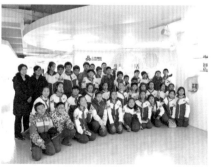

中小学生参观学习与食育科普

作为北京市中小学生科普教育基地及北京市社会大课堂的资源单位之一，三元食品每年接待中小学生近万人，包括北京育鹰小学、北京石佛营小学、和平街第一中学、北京育英中学、首师大附中等。

2. 制作科普视频

三元食品暨首都牛奶科普馆充分利用自身全产业链优势，从奶牛的养殖、牛奶的加工制作、生产与销售等角度着眼，拍摄了一套涉及食品安全、营养健康、饮奶选择等内容的系列科普动画片，弥补了国内乳业动漫宣传的缺失，并利用这一新媒体手段，设置牛老师这一呆萌形象，结合生动有趣的动漫手法，从6个方面——《欢迎来到三元生态牛村》《牛妈妈的健康套餐》《智能化三元生态牛村》《一杯牛奶的诞生》《乳品知识大讲堂》《怎样选择好乳品》，向公众传播牛奶的生产、加工、饮用、选择等营养健康科学知识，打消国人盲目、过热追求国外品牌的误区，树立国人消费国产乳品的信心。

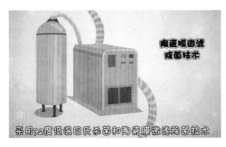
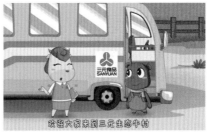

部分科普动画片展示

3. 举办科普讲座

针对中小学生及一些社区居民，定期举办食品安全与营养教育讲

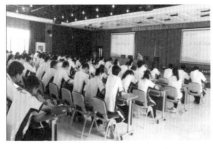
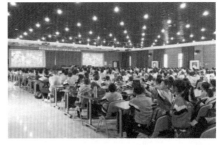

面向中小学生及社区居民开展食育科普

座，通过专业讲师的讲解，让大家对食品安全及营养健康知识有了更加深入了解。

4. 开展"走出去"式科普教育活动

除了在三元接待来访的消费者外，三元食品还联合相关的专业培训机构或聘请专业的讲师一起走进学校、社区、工厂等，通过现场授课、讲座、交流的方式开展科普教育，提升公民的科学素养。

2017年3-6月，三元食品与北京黑芝麻小学合作，开展了科普教育大讲堂，其中包括一些牛奶相关的科学知识，例如"不简单的牛奶""奶牛的一生""乳制品大家庭""营养与热量"等，同学们通过专业老师现场的授课及生动的实验，不仅提高了对乳制品的认知，还提升了自身的科学素养。

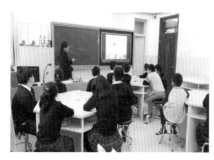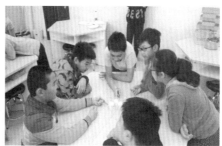

走进学校开展食育科普

（四）食育效果评价方法建设

食育效果评价，采用定量与定性相结合的方法，进行全过程评价、全面性评价和全员性评价。其中，全过程评价是以动态发展的观点对食育工作各个环节进行全过程评价；全面性评价是对讲解人员及讲师治学态度、业务素质、工作能力、敬业精神和教学效果等进行全方位评价；全员性评价是指评价主体既有公司管理部门，又有同行、同事、体验者及社会，从多层面、多角度实施全面评价，构建了基于多元主体的全员教学质量评价机制。

（五）基地建设成效

1．自2012年对外开放工业旅游后，三元食品每年接待中小学生近万人，接待社区居民、亲子机构、教育机构、旅行社等社会团体近万人，2018年已接待近6万人。来访者通过参观工厂生产工艺，亲眼见证先进、高水平的生产加工设备，树立了对国产乳制品的消费信心。

2．三元食品荣获教育部国家质检总局颁发的全国中小学质量教育社会实践基地；中华全国总工会颁发的全国职工教育培训示范点；中国食品科学技术学会颁发的全国食品科普教育基地；北京市教育委员会颁发的北京市中小学生社会大课堂资源单位；北京市科学技术委员会、北京市科学技术协会颁发的北京市科普基地；大兴区旅游发展委员会、大兴区科学技术委员会、大兴区科学技术协会颁发的工业科技旅游示范企业；北京市科学技术委员会颁发的科普之旅开放单位；北京市大兴区安全生产委员会颁发的2016年度大兴区安全生产工作先进企业。

第二节　内蒙古伊利实业集团股份有限公司

一、单位概况

伊利集团稳居全球乳业第一阵营，蝉联亚洲乳业第一，也是中国规模最大、产品品类最全的乳制品企业。伊利是中国唯一一家符合奥运会标准，为2008年北京奥运会提供服务的乳制品企业。是唯一一家符合世博会标准，为2010年上海世博会提供服务的乳制品企业。2017年8月30日，伊利集团与北京奥组委签约，正式成为北京2022年冬奥会和冬残奥会官方唯一乳制品合作伙伴，成就了中国乳业新的里程碑。

目前，伊利在亚洲、欧洲、美洲、大洋洲等乳业发达地区构建了一张覆盖全球资源体系、全球创新体系、全球市场体系的骨干大网。通过整合全球优质资源，更好地服务消费者。

二、营养知识小课堂

1. 酸奶的营养价值

酸奶由纯牛奶发酵而成，在发酵过程中有20%左右的糖和蛋白质被水解成为小分子，如半乳糖和乳酸、短肽和氨基酸等；鲜奶中含3%～5%的脂肪，经发酵后，乳中的脂肪酸含量比原料奶增加2倍。这些变化使酸奶更易被消化和吸收，各种营养素的利用率得以提高。酸奶除保留了鲜牛奶的营养成分外，在发酵过程中还产生了人体营养所必需的多种维生素，如维生素B1、B2、B6、B12等。

对于牛奶消化不良的人群，食用酸奶也不会发生腹胀、产气或腹泻现象。鲜奶中钙含量丰富，经发酵后，钙等矿物质不发生变化，且发酵后产生的乳酸，可有效地提高钙、磷在人体中的利用率，所以酸奶中的钙、磷等矿物质更容易被人体吸收。

2. 奶酪的营养价值

奶酪是牛奶经浓缩、发酵而制成的奶制品，它排除了牛奶中大量的水分，保留了其中营养价值极高的成分，被誉为乳品中的"黄金"。每公斤奶酪制品浓缩了10公斤牛奶的蛋白质、钙和磷等人体所需的营养成分，独特的发酵工艺，使奶酪中蛋白质的吸收率达到了96%～98%。

奶制品是食物补钙的最佳选择，而奶酪正是含钙最多的奶制品，且奶酪中的钙很容易被吸收。奶酪能增进人体抵抗疾病的能力，增进代谢加强活力，保护视力健康，保持肌肤健美。奶酪中的乳酸菌及其代谢产物对人体有一定的保健作用，有利于维持人体肠道内正常菌群的稳定和平衡，防止便秘和腹泻。此外，由于在奶酪生产中，大多数乳糖随乳清排出，剩余的部分也都通过发酵作用生成了乳酸，因此奶酪也是乳糖不耐症和糖尿病患者可以选择的奶制品。

三、基地建设与食育工作进展

（一）食育基础设施建设

伊利集团·乳都科技示范园是国家AAAA级旅游景区，坐落于呼和浩特市金川、金山开发区，占地22000亩，由敕勒川精品奶源基地、创新中心、液态奶生产基地、奶粉全球样板工厂、草原乳文化博物馆组成。同时，伊利集团陆续在北京、天津、沈阳、济南、武汉、合肥等地的33个工厂开展工业旅游，截至2018年年底，在全国形成3家AAAA、8家AAA、10家AA旅游景区的布局体系，每个参观景点都设有专业接待队伍和参观预约电话，全年无休，提供免费参观、讲解、免费品尝等服务。目前，工业旅游团队开发了参观考察、商务交流、游客实践、健康体验、文化品鉴、休闲观光等各具特色的旅游产品，并为游客提供齐备的旅游设施和完善的服务。

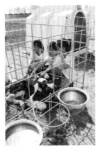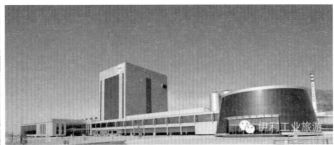

敕勒川精品奶源基地　　　　　奶粉全球样板工厂

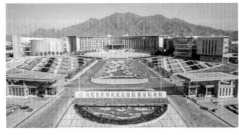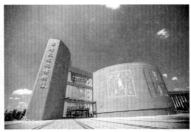

液态奶生产基地　　　　　　草原乳文化博物馆

（二）食育人才队伍建设

在营养研究方面，伊利集团作为国家技术创新示范企业，在行业内首次提出"基础研发—技术升级—产品开发"的3级研发体系，紧紧围绕国际乳业研发的重点领域，整合海内外研发资源，加强人才队伍建设，目前伊利拥有科技活动人员2257人，其中消费者研究与产品研发人员1341人，高中级技术人员965人，在创新中心开展工作的高级专家10余人，博士近20人。

工业旅游团队建设方面，总部景区配备11名商务专员，兼职讲解员20余人；全国33家外埠工厂配备专、兼职讲解员185名，讲解员均接受了严格的培训，具备食育传播者的素养。

（三）食育工作进展

1. 开展食物营养与健康相关的科学研究

（1）伊利母乳营养研究。伊利集团于2018年将"伊利母婴营养研究中心"正式升级为"伊利母婴营养研究院"。研究院将通过搭建全新的网站平台，会聚母婴营养领域的行业专家，向行业内传播母婴营养的最新学术进展、技术突破及未来研究趋势，打造科学性、专业性的伊利品牌效应，提升伊利品牌的学术影响力。从2003年起，伊利专注于中国母乳成分研究，形成了中国母乳研究数据库。这些科研数据除了支持产品配方升级外，也形成了母乳功能性成分的研究成果，如核苷酸、α乳白蛋白、β酪蛋白等，研究院将助力于科研成果的进一步推广应用。

（2）我国乳糖不耐受人群的调查研究。伊利集团联合中科院生物物理所、中生金域诊断技术有限公司、哈尔滨医科大学、西安交通大学医学院少儿卫生教研室、中国优生科学协会钙工程专业委员会对北京、哈尔滨、西安三大城市3～70岁的人群进行乳糖不耐受调查。

（3）舒化奶产品改善免疫功效的研究。伊利集团与国内专业研究机构合作在上海、北京两地对240名志愿者进行为期12周的乳铁蛋白型营养舒化奶人体试食试验。临床试验表明，乳铁蛋白型营养舒化奶有显著改善人体免疫力的功效。

（4）畅轻产品功能研究。研发"畅轻"酸奶产品，并在北京和上海的两个试验中心，进行了400人的临床功效验证研究，确认了"畅轻"产品具有调理肠道、促进肠道健康的功效。"畅轻"酸奶产品获得IDF"最佳功能乳品创新奖"，是我国乳品首次在国外获得IDF乳品创新奖。

（5）伊利欣活配方奶粉人体功效临床研究。伊利集团与北京大学医学部合作在北京对120名中老年志愿者进行为期60天的伊利欣活配方奶粉人体试食试验。临床试验表明，通过服用伊利欣活配方奶粉能有效降低血脂，比服用药物更安全，具有普遍推广的意义。

2. 开展工业旅游系列食育主题活动

（1）食育主题活动一：畅游伊利工厂 呵护家人健康

阜新伊利工业旅游工厂联合儿童摄影馆、阜新市蓝丝带产后修复中心，儿童游泳馆，共同开展"畅游伊利工厂 呵护家人健康"工业旅游主题活动。

活动重点介绍了从奶牛饲养到牛奶源头管控、从采样检测到收奶入仓、从杀菌到灌装、从包装到发货的每一道工序以及酸奶的营养价值等内容。

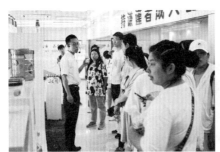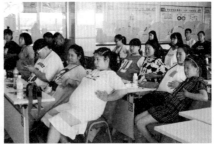

畅游伊利工厂 呵护家人健康活动现场

（2）食育主题活动二："我是小小品尝员"

包头伊利工业旅游工厂组织幼儿园团体进行奶牛探秘之旅，讲解员介绍了牛奶的生产工艺流程、牛奶的营养价值、伊利的企业文化及伊利品牌的故事，参观结束后讲解员引导小宝贝们到员工餐厅开展"我是小小品尝员"互动游戏。

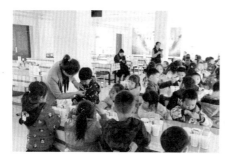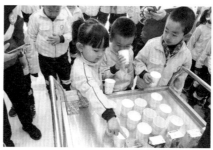

面向幼儿园团体开展食育科普

（3）食育主题活动三：国际博物馆日

伴随着国际博物馆日、中国旅游日的双日来临，伊利工业旅游景区积极响应，为世界各地的游客带来视觉和味觉的盛宴。伊利草原乳文化博物馆将博大温婉的草原乳文化，以及北方游牧民族发展史进行了整理和呈现，同时，也全方位展示了伊利集团成长史和健康企业文化，游客在这里丰富思想、提升素养、探索历史文化的魅力。同时，通过讲解员的介绍，游客深入了解了奶牛的日常生活以及牛奶的营养价值等信息。

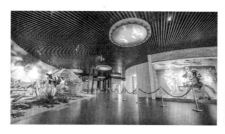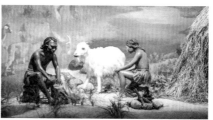

伊利草原乳文化博物馆部分展厅

（四）食育效果评价方法建设

伊利在全国34家工业旅游工厂均实行满意度测评制，满意度测评内容中涉及食育工作的相关内容，通过测评结果了解大众通过参观体验对乳品营养的掌握情况。并根据测评数据阶段性总结食育工作的开展情况，调整下一步食育工作内容。

（五）基地建设成效

在科学研究方面，伊利集团坚持开放式创新，已经在国内外建立了十多个技术研发和产学研合作平台，其中包括国家企业技术中心、乳品深加工技术国家地方联合工程研究中心、国家乳制品加工技术研发专业分中心、全国冷冻饮品标准化技术委员会秘书处、国家技术创新示范企业、国家国际科技合作基地、院士专家工作站、内蒙古乳业技术研究院、伊利欧洲创新中心与伊利大洋洲创新中心等。

伊利集团在乳糖消减技术、母乳数据库研究、乳品深加工技术和新产品开发方面取得具有自主知识产权的核心技术，并取得了多项重大突破。2013年至今，公司核心技术成果获得国家科技进步二等奖1项、中华农业科技一等奖1项，全国工商联科技进步一等奖1项，中国优秀专利奖4项，中国商标金奖1次，中国营养促进贡献奖1次，农产品加工技术研发体系10强研发中心等30多项奖励。凭借企业良好的技术创新能力，入选国家技术创新示范企业和国家国际合作基地，通过了中国食品科学技术学会的科普教育基地的认证授牌，成为国内优秀的食品科普教育基地，是中国乳品企业中唯一获此殊荣的企业。

同时，伊利集团自2005年开展工业旅游以来，累计接待游客总量突破1200万人次。2018年伊利全国工业旅游景区接待客流量达到136万人次，其中总部46万人次，外埠工厂90万人次。各工业旅游工厂通过引导消费者参观生产工艺流程、满足消费者深入了解生产过程的需求，在参观与体验的过程中科普乳品营养知识，让消费者走出误区，深入了解不同的乳品在人类整个生命周期的不同作用。改善了大众对乳制品的传统观念和消费观念，帮助大众树立了正确的乳品营养价值观，培养了大量的潜在客户群体；同时通过口碑效应，增强了品牌的美誉度，培养了忠实的消费人群，让更多的消费者选择伊利，信赖伊利，为食育工作的顺利开展打下了基础。

伊利集团响应国家政策积极开发研学项目，工业旅游团队针对学生团体开发了专题研学课程，依托亚洲最大乳业技术研究院、伊利商学院的人才优势和智慧资源，在投影融合技术，多媒体互动数字沙盘，互动体验设备等多种先进多媒体展示技术的支持下，通过专家式讲解团队，将乳品知识传递给莘莘学子。学生们通过实地考察、亲身体验，拓宽了视野，培养了创新精神和实践能力。在"研学旅行"过程中，学生在不同主题的活动中，通过多种多样的方式进行学习、体验，从小培养了乳品营养的概念。

伊利工业旅游景区在2007年，被国家旅游局评为"全国工业旅游示范点"，2009年获评"国家AAAA级旅游景区"。2011年以来伊利工业旅游景区先后被评为"全国爱国主义教育基地""全国中小学质量教育社会实践基地""国家智能制造试点示范""智慧旅游示范基地""高校实习教学基地""大学生社会实践教育基地""共青团青年就业创业见习基地"和全国首批"国家工业旅游示范基地""国家工业旅游创新单位"等，近期，景区又获评"港澳研学基地""国家食物营养教育示范基地"。

第八章　果蔬行业

第一节　好想你健康食品股份有限公司

一、单位概况

好想你健康食品股份有限公司始创于1992年，主要从事红枣、坚果、冻干产品等健康食品的研发、生产和销售。公司于2011年在深交所中小板上市，成为红枣行业第一家上市公司。目前拥有六个生产加工基地，18家全资子公司，3000多员工。

好想你作为中国红枣行业的龙头企业，27年来在红枣行业主要做了四件事情：一是改变了中国红枣的品质；二是改变了人们吃枣的方法；三是把红枣带到了品牌时代；四是树立了全国特色农产品全产业链的标杆企业。

二、营养知识小课堂

大枣营养丰富，现代科学研究发现，大枣富含糖类、蛋白质、8种人体必需氨基酸，以及磷、钙、铁等36种微量元素，其胡萝卜素、B族维生素、维生素E、维生素P含量丰富，俗称"百食之王"。此外，大枣中还含有2种幼儿体内不能合成的氨基酸（精氨酸、组氨酸）。现代药理学研究发现，大枣含有环磷酸腺苷（cAMP）、环磷酸鸟苷（cGMP）、皂甙类、黄酮类物质（黄酮、皂葡萄糖苷、药黄素、酰化黄酮苷等）、多酚类物质、不饱和脂肪酸等功能成分。红枣有706个品种，主要的品种有灰枣、骏枣、金丝小枣等食用品类，还包括磨盘枣、葫芦枣、辣椒枣等观赏性红枣。枣果除鲜食外，大多用于干制，也可加工成多种产品。传统的加工品有：蜜枣、乌枣、南枣、酥枣、醉枣、枣泥、枣面、枣酒、枣醋、枣茶等。近年来，随着各地对枣产品的开发，先后研制出了枣羹、枣豆蓉、枣香精、无核红枣、浓缩枣汁、保健枣汁、枣香槟、红枣汽酒、糖水红枣罐头、大枣滋补品、枣花蜜酒等新产品。

2017年以来，好想你公司实施"红枣+FD，产品战略，重点开发FD方便食品，包括：清菲菲（红枣银耳莲子汤）、想菲菲（杏仁蛋白露）、鲜菲菲（老式鸡蛋汤）、简单枣面等新产品，深受消费者喜爱。

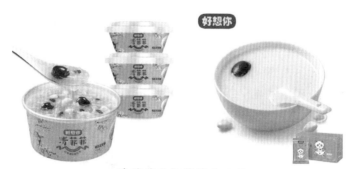

清菲菲和想菲菲产品图

不同产品有不同的工艺流程，下图为清菲菲（红枣银耳莲子汤）的工艺流程图。

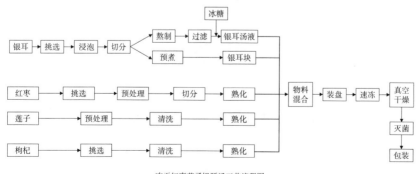

冻干红枣莲子银耳汤工艺流程图

三、基地建设与食育工作进展

（一）食育基础设施建设

好想你健康食品股份有限公司投资23亿元，占地860亩，建成总建筑面积58万平方米的中国红枣城综合产业园。目前已建成现代化智能车间、总部办公大楼、国家级红枣检测及研发中心、专家公寓、红枣大学培训中心、电子商务物流中心，并于2016年3月投入使用。公司目前拥有中华枣文化博物馆，在这里可以了解到红枣8000年的历史；公司生产流程做到零接触、无菌操作，360度透明工厂常年对社会开放，接受消费者监督，2018年公司总部宣传组接待参观人员2万余人，郑州好想你教育咨询公司接待学生共计15万人。

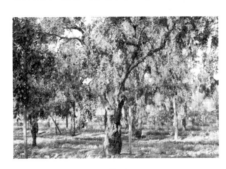
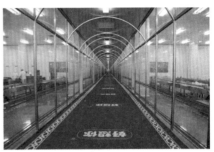

枣林　　　　　　　　　　　透明工厂

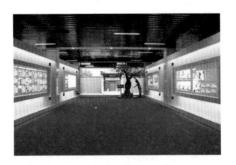

枣文化博物馆

（二）食育人才队伍建设

公司建立了国家级企业技术中心、中国营养学会&好想你-红枣科学研究院、百草味食品研究院等研发机构，拥有数百名专业研发人员，并与综合研究实力最强的国家级农业科研机构—中国农业科学院和食品科学领域领先的研究机构—江南大学食品学院达成了战略合作。专业研发人员作为公司开展食育工作的人才队伍，合作院校的专家教授则为食育工作提供指导。

（三）食育工作进展

1. 研发营养、健康产品。自2017年以来，好想你公司更加注重大健康产业的发展，与中国农业科学院、中国农业大学及郑州轻工业学院达成战略合作，共同研发红枣＋冻干产品，引领新一代健康锁鲜美食行业的发展。

2. 承办红枣文化节。于每年9月份举办红枣文化节活动，每天都有来自四面八方的游客到好想你"一区三园"观光旅游，打枣、拔花生、逮柴鸡、住房车、认购枣树，领略枣林风光，享受田园野趣。好想你还专门推出亲子游、中小学生游等项目，让更多的孩子在游玩、采摘的同时充分地体验红枣文化，让红枣文化润物细无声地扎根在孩子的心里。经过10多年的打造，好想你红枣文化节已经成为集红枣采摘、文化游览、养生体验、农家餐饮于一体的综合性近郊生态旅游活动。此项活动传播红枣文化、养生

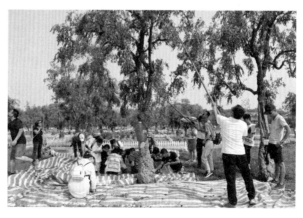

红枣文化节活动

文化、感恩文化和红色文化。基地成立有文宣部，负责相关人员的接待与讲解，并制定了完善的参观接待流程：中华枣文化博物馆–公司1号店–生产车间–红枣小镇，让来访者通过一系列的学习，能够对红枣、红枣文化、营养及养生有深刻的理解。2016—2017年底，枣乡风情游暨红枣文化节，接待游客969批次，总计25757人。

3. 成立郑州好想你教育咨询公司。教育基地建有素质拓展基地、教室、宿舍等，旨在为来公司参观学习的学生提供更好的健康体验，教育咨询公司还专门聘请食品营养、食品健康方面的老师，为前来学习的学员讲解红枣健康、养生文化以及食品营养等方面的知识，通过观看、学习、动手制作、分享总结等环节推广食物健康、营养知识，让学生真正体验到红枣健康知识及红枣悠久的历史文化。

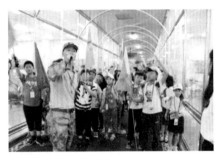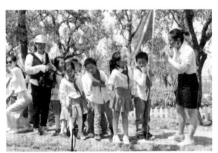

体验活动

（四）基地建设成效

产品研发方面：2018年公司成功开发出了FD冻干系列产品66款，传统食品是通过各种高温制作而成的，破坏了食物原有的营养成分或造成营养成分大量流失。冻干食品是通过极速冷冻真空干燥加工而成，保持了原有食物营养成分的97%，且冻干食品不添加任何防腐剂。

获奖状况：近两年来，公司先后获得"中国轻工业联合会科学技术进步二等奖""山东省科学技术进步二等奖""商标运用奖""郑州市中小学校外教育基地"等荣誉。公司还荣获河南省科技成果鉴定12项，中国商业联合会科技进步奖1项，河南省科技进步奖4项，郑州市科技进步奖4项。

宣传推广方面：好想你健康食品股份有限公司拥有第三方运营平台（天猫、京东旗舰店）及自建平台（全球猎食），目前线上会员人数已达到6000万，拥有庞大的群众基础，利用线上平台很好地宣传了食物营养的理念。另一方面，公司自2018年以来，共接待来访人员上万余人次，将红枣文化、养生文化、食物与营养文化进行了很好的宣传推广。

第二节　山东云农商务服务集团有限公司

一、单位概况

云农集团秉承"做农业、促健康"的理念，开展"一体三翼"涉农产业综合服务与食物营养健康管理服务。涉农产业综合服务，是根据农业农村部信息进村入户工程，在农村建设"益农信息社"，在城镇建设"社区商业服务综合体"，以此横向联合涉农制造业与服务业，实现涉农资源优化配置，形成涉农产业经济联合体，推动农业生产，改善城乡居民生活质量。食物营养健康管理，是以中医养生与运动、营养医学相结合，以社区商业服务综合体为依托，通过信息采集、检测、分析、评估，进行膳食营养搭配，提供健康教育、咨询和指导，对健康危险因素进行干预，以帮助居民用最少的成本达到最大的健康效果。

二、营养知识小课堂

1. 钙果

钙果又名欧李、郁李，其果实营养丰富，据测定，每100克鲜果含蛋白质1.5克，维生素C 4.7g，钙360毫克，铁58毫克，还含有人体所必需的多种微量元素及17种氨基酸。钙果中钙含量居水果之首，这是它被人们称为钙果的原因。此外，钙果具有一定的药用价值，在我国传统中医学中，钙果的果实中有着高含量的镇痛抗炎成分，钙果的果实可以治疗胃酸和便秘，具有润肠通便的作用。

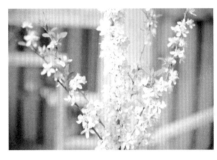 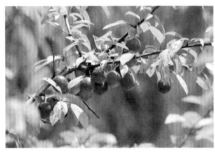

钙果花　　　　　　　　　　　　　　生长中的钙果

由于其独特的风味及丰富的营养，钙果可以被加工成浓缩汁、果饮、果酒、果酱等。钙果果实中含有天然花青素，可利用原果和浓缩汁脱色提取花青素。钙果的嫩叶和成熟叶均可制作茶叶，是北方少有的可用来制茶的树种之一。

2. 高钙菜

高钙菜又名高钙养心菜、养心草、费菜等，多年生草本植物，全草药用。高钙菜叶片宽厚翠绿，茎秆嫩黄呈节状，酷似笋尖，成熟时开艳丽的黄花。高钙菜极耐严寒，-30℃可安全越冬，零上5℃即可生长。高钙菜抗病性极强，不需要喷药治虫，瘠薄的土地照样生长旺盛，杜绝了化肥、农药污染，是纯粹的无公害绿色蔬菜。

高钙菜的药理研究显示其有扩张血管、解毒、降压、镇静、活血止血和安神定气等作用，可用于治疗肝热赤眼、丹毒、吐血、蝎子蜇毒、刀伤、烫伤和跌打损伤等。

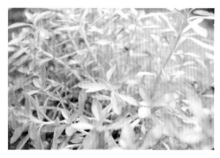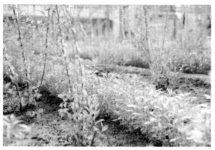

单株高钙菜　　　　　　　高钙菜种植局部图

高钙菜可凉拌、热炒、炖菜、烧汤、涮火锅和泡茶等鲜用，食用时口感清香嫩滑，又可全株晒干入药。

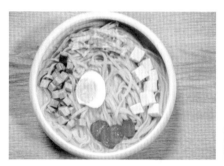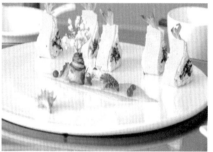

高钙面条　　　　　　　　高钙玉子烧

三、基地建设与食育工作进展

（一）食育基础设施建设

云农集团以泰安市花样年华未来田园科技示范园为中心，寻找理念相似、想法一致的基地，采用一拖十的模式，带动泰安周边的研学、采摘及游玩基地，开展体验丰富、内容多样、受众人群广泛的食育工作。

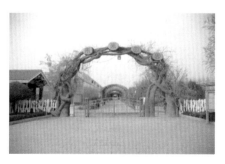

未来田园正门

一号温室江北南国，约5000m²，意在展示"南果北种"技术，有热带、亚热带果树30多个品种。三号温室五彩瓜棚及四季绿洲，重在无土栽培，科技农业，立体展示，塑造高科技园林。四号温室食物营养教育体验及示范区域，是田园科技综合体，致力于打造文娱综合乐园，使来访者在体验中感知食物的魅力，自己动手、自主管理，真正做到寓教于食，让教育过程充满快乐与激情。展厅分为图书角、亲子区、烘焙区、七大营养素游戏区、授课区和参观区。图书角摆放有多种食育书籍，既培养孩子的阅读能力，又将食育贯穿在教育中，使食育伴随孩子成长。在烘焙区孩子们可以动手操作，锻炼动手能力，深化食育知识，让孩子乐在其中。七大营养素游戏区设置有7个不同的关卡，在通关过程中提高孩子的学习兴趣，逐步成为健康小卫士。授课区用来开展种类繁多的食育课程，按照课程计划设计活动方案，在大自然中让孩子了解、接受食育。参观区设有米、面、粮油、肉、蛋、奶及果蔬展示台，摒弃死板的教学方式，生动直接地向学生展示食材，增进孩子对健康饮食的了解。基地全天开放，周末及节假日来访者较多，每天可达150～200人，平时每天

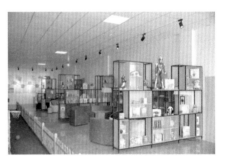

图书角

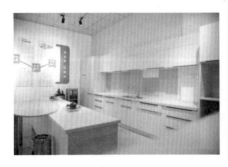

烘焙区

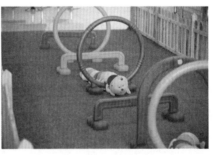

七大营养素游戏区一角

30人左右，从2019年3月至8月，接待量达2300人。

（二）食育人才队伍建设

2018年11月份以来，已组建以公共营养师和健康管理师为主体的健康管理服务团队，有10名公共营养师、6名健康管理师、3名幼师、2名中医师。主要进行课程大纲的编写、课程研发及课程教授，力求食育课程符合每个年龄阶段学生的特点及需求，让食育更贴合学生，更落地，更可实施。

（三）食育工作进展

云农集团开展食物营养教育的对象主要分为两大人群，即学生和成年人，食物营养教育的内容涵盖饮食、运动、食品安全、传统文化、二十四节气、餐桌礼仪、研学等方面。

1．针对不同群体，开设食育课堂

（1）学生课堂：通过"讲授+实操"的形式开展学生课堂，在传授知识的同时增加体验感，区别于传统课堂，提高学生的兴趣度。

自2018年10月份以来，学生课堂主要以幼儿园为主，小学为辅，涉及36家幼儿园，6家小学，3家中学。以绘本或小故事作为切入点，提高学生兴趣，更容易记忆和理解。比如《小饮料咕咚咕咚真好喝》《环游世界苹果派》《根本就不脏吗》《早餐这么吃》《牙齿大街新鲜事》等课程。

《小饮料咕咚咕咚真好喝》从日常生活小事入手，渴了想喝什么，引入碳酸饮料的危害，引导学生用鲜榨果汁代替碳酸饮料。此类课程从食品安全角度出发，旨在教授学生正确认知零食，正确选择零食，做一个安

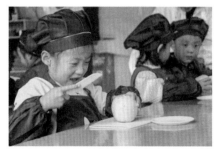

榨果汁前的准备工作

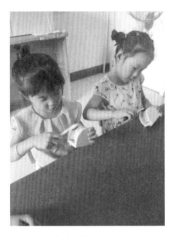

学生练习刷牙

全、有挑选能力的小吃货。

《牙齿大街新鲜事》通过哈克和迪克在牙齿大街的故事，让学生知道不刷牙会引发牙疼、蛀牙等问题，教授学生正确的刷牙方式，自己动手加深记忆。此系列课程以时间为轴，从每一天需要做的事情入手，通过饮食进行教育，从而让学生形成良好的生活习惯，健康学习每一天。

《早餐这么吃》分为幼儿和小学两个版本，幼儿以故事引入，告知小朋友早餐应该包含什么，小学以事例引入，教会学生如何营养均衡的吃早餐。此类课程主要是食物营养知识的教授，从日常生活中的一棵菜、一种水果、一种肉入手，涉及食物的营养，力求通俗易懂。

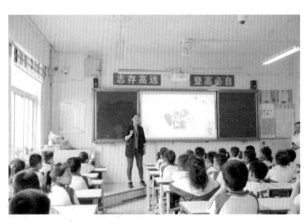

小学课堂 早餐这么吃

（2）家长课堂：旨在教会家长如何通过食物与孩子进行交流，增进亲子体验，让家长学会给孩子进行饮食管理，与孩子一起健康饮食。

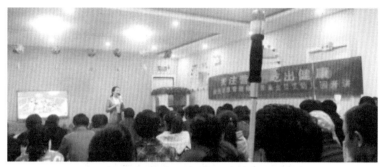
家长课堂　春季流感防治

（3）社区课堂：将食物营养教育带出课堂，带入社区。根据社区的不同特点设置不同的课程，在健康教育中干预居民的身体状况，改善居民的日常行为习惯，提高居民的身体素质。

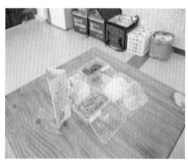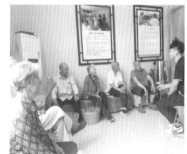
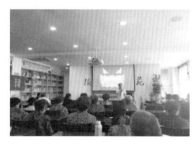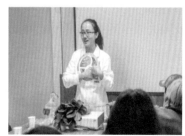
社区部分课程组图

2. 开设研学游项目

（1）基地教学：以体验为主，课堂为辅，增加体验感，通过实践做教育，让食物营养教育更符合当下学生需求。

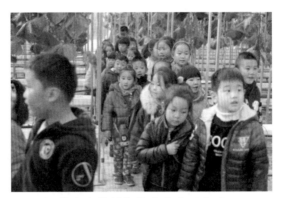

学生在花样年华基地参观体验

（2）壮游：主要分两部分：一部分是夏令营，孩子们远离家庭，远离父母的照顾，亲近自然，身体力行，在感受中渗透食育，不仅在体验感上更强烈，还可以激发学生的感悟；另一部分是采摘，按照月份、季节组织采摘活动，将万物生长规律，花开花落搬出课堂，走进农田，让学生们体会丰收的喜悦。

3. 组建食物营养健康专业委员会

为更好地开展食育工作，完善食育工作的人才体系建设，2019年4月云农集团向泰安市养生保健康复学会提交了成立食物营养健康专业委员会的请示报告，2019年6月成立食物营养健康专业委员会，为食育工作的开展提供了更专业平台，为人才建设提供了保障，也保证了食育工作的专业性和技术性。

（四）食育效果评价方法建设

食育效果的评价主要是以健康意识、行为习惯及身体指标的变化作为主要的评价内容。学校食育效果的评价主要以学生的意识改变以及日常行为习惯改变作为主要的评价内容，课程之前会进行学生营养与健康状况调查，课程之后还会进行一次调查。同时，以3个月为一个节点，进行健康状况的再次调查，进行问卷的对比分析评价。对于配合度比较好、有条件的学校进行学生一年的身高、体重、BMI的变化对比，从中分析食育的效果。社区食育效果的评价主要以居民的身体指标以及日常行为习惯的改变为主，在居民接受健康教育以及健康管理服务之后，每6个月进行一次体检、复检以及日常行为方式的调查，与初次收集的健康信息进行对比分析，评价健康管理的效果。

（五）基地建设成效

食物营养教育辐射学校与社区两大主体。截止目前，在36家幼儿园，6家小学，3家中学开设了食育课程，从3月份至8月份共在98个班级授课达190个课时，受益学生3782人。同时开设家长课堂13节，在16个社区开展食育活动，并固定每月举办一次健康讲座，辐射16个社区及周边的居民。

从三种不同群体出发，在同一个目标、原则的指导下，针对每个年龄段的不同需求和特点，共设计了3款食育大纲，分别为幼儿篇、中小学篇和社区篇，3款食育大纲有着共同的目的，不同的课程方式、课程内容、课程深度。

从宏观角度来讲，食物营养教育工作自开展以来，对食物营养健康产业的发展起到了强有力的支持作用。在慧吃餐厅，除了让大家吃的健康，吃的放心外，还对消费者进行了体验式的培训、食材的普及、营养知识的传递，取得了良好效果。通过创建泰安市养生保健康复学会食物营养健康专业委员会，形成食与医的有机结合；通过组织第二届中国食物营养健康产业发展大会，让全社会更多地了解食物营养对健康的重要意义；通过赞助2019中国攀岩联赛泰安站，并在全国范围内进行网络直播，受众人群突破300万。

第九章　保健食品行业

碧生源控股有限公司

一、单位概况

碧生源控股有限公司成立于2000年，是北京市房山区所属的第一家上市公司，生产基地坐落于房山秋实工业园区，占地228亩，是一家集研发、生产、销售于一体，且专注于生产与经营中国保健功能茶的企业。公司成立至今销售额超过61亿元，累计纳税超过10亿元。两大核心产品常润茶和常菁茶（减肥茶）的销量在市场份额中占比分别为14.55%和31.86%，连续数年蝉联行业市场占有率第一名。解决当地200多人和部分残疾人士就业。同时，公司时刻关注着社会公益事业，关注弱势群体，以实际行动来回报社会，累计捐款超过2000万元。"碧生源"和"同仁堂"一起被收录到2010年北京志工业志地方志保健品篇。

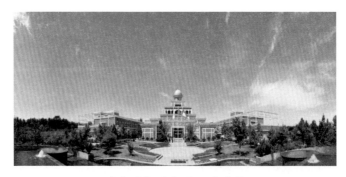

碧生源控股有限公司外景

二、营养知识小课堂

中药配方代茶饮，因其费用较低，使用方便而受消费者喜爱，这其中以碧生源牌常菁茶和常润茶为代表。碧生源牌常菁茶是由绿茶、金银花、决明子、荷叶、绞股蓝、山楂、番泻叶、蜂蜜组成。《证治要诀》中说"荷叶服之，令人瘦劣"，荷叶含有丰富的黄酮类和荷叶碱等天然成分，具有降脂保健功能。绿茶含有茶多酚，山楂中含有总黄酮，金银花含有丰富的绿原酸，以上成分在现代药理研究中均具有很好的降脂等功效；绞股蓝中含有绞股蓝总皂苷类及黄酮类，绞股蓝总皂苷可以抑制血清中总胆固醇及甘油三酯的升高，对脂质代谢失调有明显的改善和调节作用，而黄酮可以改善血液循环降低胆固醇。决明子含有的决明子总蒽醌，研究表明也具有很好降脂功效。同时，番泻叶及决明子有润肠通便功能，辅以蜂蜜的润肠通便及调理肠胃，形成了以降脂保健为主，润肠通便为辅的组方。

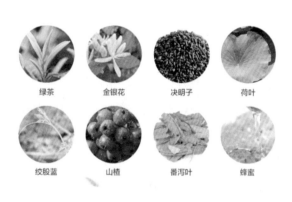

绿茶　　金银花　　决明子　　荷叶

绞股蓝　　山楂　　番泻叶　　蜂蜜

碧生源牌常菁茶原料

三、基地建设与食育工作进展

（一）食育基础设施建设

碧生源综合楼于2005年建成，面积4000多平方米，共七层，其中1～2层是办公区域，3～7层是文化展示区。主楼是一个"U"型建筑，是生产楼，环绕综合楼。一层为仓储，二层为生产车间，生产车间环绕环形走廊，设有透明参观通道，可参观生产设备及产品生产全过程，便于开展食育活动。此外，工厂还配有多功能会议室，专门的禅茶室，主楼四楼还设有企业文化展览馆，便于参观人员更好地了解公司文化、公司的产品以及茶文化。目前针对参观人群需求不定期开放，每次接待人数在100人左右。

（二）食育人才队伍建设

公司领导始终把人才工作作为重点来抓，成立了以董事长为组长，副总裁、各部门负责人为成员的工作领导小组。目前公司有博士3人，硕士18人，分别从事研发、食育培训工作；其中有高级职称8人，职业药师16人，营养师6人。

（三）食育工作进展

1. 对消费者进行以茶文化为主题的食育宣讲

我国是世界茶树原产地、茶文化发祥地，茶被誉为中国的第五大发明。五千多年前"神农尝百草，日遇七十二毒，得荼而解之"（"荼"为茶之古称）。唐代"茶圣"陆羽曾说："茶之为饮，发乎神农氏。"茶叶也一直是古代丝绸之路的重要商品，是中华文化的传播使者之一。茶文化融合了儒、释、道的哲学思想，凝聚了中华民族优秀文化的精华，渗透进了诗词、绘画、书法、宗教、养生、医学之中，包容了一般文化的各个层面和各种形式，成为中国优秀传统文化的重要组成部分和独具特色的文化底蕴。碧生源以传统茶文化为媒介，将茶与传统中药相

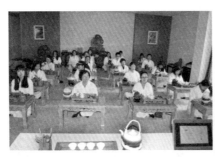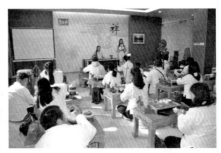

以茶为媒介开展食育科普

结合，通过设立以茶为主的培训活动，希望能够将中国传统茶文化在全国乃至全球范围内进行传播。

2. 对消费者和社会人士进行以生产及产品知识为主题的宣讲

产品生产车间是10万级的GMP洁净车间，面积达到3000平方米。生产车间设有参观通道，可以看到90%以上

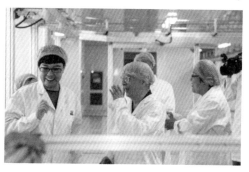

来访人员参观学习

的生产工序，在参观通道中对来访者进行以生产及产品知识为主题的现场教学培训，使参观者对产品生产有更直观的了解。

3. 对中小学大专院校学生进行食育宣讲

碧生源自成立之初至现在，先后在全国乃至世界范围内邀请大中小学校的在校学生来厂参观。其中影响较大的有2016年7月3日至15日举办的五道口金融学院 2016"未来金融领袖"国际夏令营。该夏令营的营员主要来自匈牙利中央银行、剑桥大学、斯坦福大学、德央行大学等国外27个一流大学及单位，英国、澳大利亚、德国、匈牙利等21个国家。

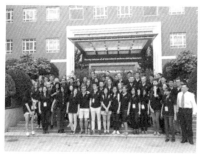
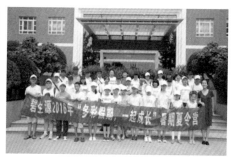

2016"未来金融领袖"国际夏令营　　　邀请中小学生来厂参观

此外，每年碧生源会在全国范围内以暑期夏令营的方式邀请中小学

生来厂参观，目前已连续举办10届。健康教育应当成为伴随每个人一生的教育。健康教育从娃娃抓起，是为孩子一生的健康打下一个扎实的基础，使每个人都能终身受益的一件大事。

（四）基地建设成效

企业从建立之初至今走过了十八载春秋，通过食育宣讲活动建立了与消费者心与心的连接，我们坚持把中国传统茶文化和公司一直秉承的健康理念传递给消费者和公众。目前采用不同形式，已累计引导上千万人次的消费者及社会人士前来参观培训。

第十章　餐饮行业

第一节　中海油能源发展股份有限公司配餐服务分公司

一、单位概况

中海油能源发展股份有限公司配餐服务分公司（以下简称"中海油配餐公司"）作为央企子公司，以"持续提升客户和员工的健康生活品质"为使命，以"成为一流美好生活服务商"为愿景，为中国海油的发展贡献重要价值。全公司服务结构客户26家，总资产15.9亿元，运营全球作业点225个（海上作业平台、浮式储油轮、远郊营地等），具有4项DNV管理体系认证，40多项专利证书；拥有5850名管理及作业人员，年服务顾客达到1800万人数。中海油配餐公司拥有自种植、自养殖及定制化的产品系列，其食品检测中心自2017年获得CNAS实验室认证，出具的检验报告全球互认，拥有完全按照国家标准执行的400余种检测方法，配备183台检测设备，年检验检测达12万项次，配餐公司食品检测网点共有23个，覆盖了全国10个省市17个地方。公司围绕生态农产品种植销售、认证检测、智能中央厨房和健康餐厅、智选商城开展布局，以海上生活为核心服务对象，并在政府、工商、远郊营地、教育、文旅、体育休闲、养老、母婴等领域进行产业拓展。

二、基地特色

服务人群特殊。中海油配餐公司主要面向数量庞大、性别单一、作业环境恶劣、倒班时间较长的海上石油工作人员。为此，公司不断加大科技投入，与军事医学科学院、中粮研究院等权威机构合作开展了大量的基础研究工作，通过开发"餐理臣"管理平台、智能餐盘管理系统、知食局App等开展健康管理工作，其中"健康管理邮箱"每次可发送给五千余名员工。

场馆建设呈现"全球布局"的立体规模。225个作业点利用餐厅、船舱等开展营养宣教工作；并在天津建成了"交互空间""食育课堂"等研学游路线，展示了从"实验室到厨房"和"田间到餐桌"的膳食管理产业布局，每日辐射人群达三万人次。

食育对象涵盖多类人群。随着对外部市场的开拓和新产业的布局，重点针对养老、中小学生"研学游"、海外留学安全需求等开展食育课程开发和培训工作。并把食育内容作为全员必修课，实现全员覆盖。为体现央企责任，公司在"扶贫产品"中引入营养信息，实现"营养扶贫、三产融合"。并通过公益项目为"自闭症"儿童开展知识帮扶活动。

人才队伍建设不断优化。目前培养了近600名健康督导员，分布在各单位；营养师及餐饮专业技术资格人员340余名；每年对厨师进行轮训，筹备开展老年营养师培训并创建教学基地。

三、基地建设与食育工作进展

（一）食育基础设施建设

1. 海上石油作业平台

借助225个作业点的餐厅、办公区、健身活动区、宣传栏等，以电视播放、张贴彩页、宣传单等形式开展食育科普工作，每日服务人数约3万。为提高食育效果，公司正在研发食物模型、食育道具、食玩用品、食育游戏等。

分布在各地的实验室、重点共建的"食品安全&健康示范区"，也定期组织开

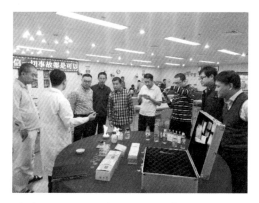

在食品安全&健康示范区为参访团讲解营养健康知识

展以食品安全、营养健康为主题活动。

2. 陆地打造"研学游"参观路线

利用塘沽的中海油港区A座旋转餐厅→检测中心实验室→研食智造交互中心→食育课堂→源空间→智选生活馆体验馆→轻食餐厅→健康小屋等形成一条集营养配餐、食品安全、趣味课堂、就餐体验为一体的食育路线。在完成接待领导团、外部公司的基础上，从2019年8月份起，按照每月300人的规模开展中小学生"研学游"活动。

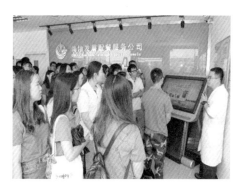

实验室为餐馆人员讲解

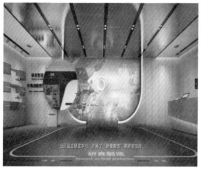

新建成的"食育课堂"

3. 建设多家养护院、社区养老餐厅

目前已经完成了4家老年养护院及3家社区养老餐厅的建设，并在养

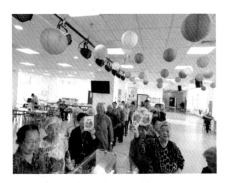

养护院老人的食育活动现场

护院和社区养老餐厅中定期开展食育宣传活动，通过现场专家讲座、餐厅/走廊播放视频、PPT展示、张贴海报等形式开展工作。随着老年产业的发展，该项服务活动已经形成制度化。

（二）食育人才队伍建设

中海油配餐公司与权威机构（军事医学科学院、中国营养学会等）合作，累计培养了健康督导员575人，仅2018年度培养的优秀健康督导员达100名。在各单位评选带头示范"健康促进优秀个人"，并打造出了工程技术公司、装备技术公司、安全环保公司等5家健康管理先进单位。具备初级以上餐饮专业技术资格人员178人，中式烹调专业高级技师6人，中高级公共营养师160人；健康督导服务延伸至全员。

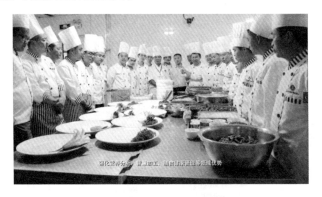

为厨师进行营养配餐授课

为提升核心营养师技术能力，2019年与中国老年学和老年医学会联合开设了老年营养师研修班；目前已经成立了专门针对厨师、面点师的营养配餐能力提升轮训工作组，于2019年下半年开展培训工作，本次轮训将覆盖近4000人次。

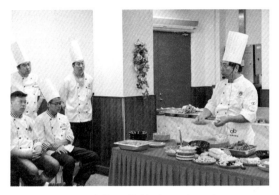

厨师营养配餐技能培训活动

（三）食育工作进展

1. 在公司各石油作业平台重点推进食育科普工作

采用重点示范单位带头、全单位参与的双层活动模式，充分发挥中海油平台管理优势，把自营油田各平台、合作油田采油餐厅、轻食餐厅等作为本次活动的重点参与单位。各分公司在专人负责下，在卫星平台、各级食堂也开展了资料发放、视频播放、图文张贴等活动。据统计，本阶段活动仅一周直接受益人数达到25300人次，活动在总结经验的基础上逐步形成制度化。

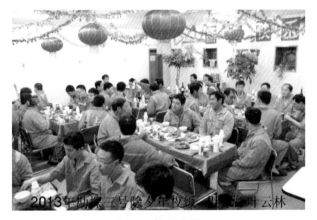

海上某平台餐厅就餐现场

利用各级实验室工作站、"食品安全&健康示范区"等联动共建点积极向海油工人开展多种形式的宣传教育活动，该项活动2019年上半年已开展了5次，直接受益员工750人次。天津食品检测中心上半年接待参访人群12次共计450余人。

2. 利用"研学游""爱老课堂"推进各类人群的食育工作

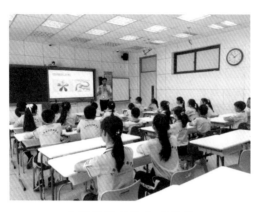

走进校园开展食育科普

（1）走进校园传播食育课程。中海油配餐公司与泰达实验学校开展食育联动活动，把独立设计的课程《爱上蔬果》奉献给现场65名学生代表。此外，针对儿童的课程《爱上粗粮》《趣说营养》是在中国海洋石油集团公司"海油好课程"的基础上研发的新课程，采用"科普相声"的视频形式向学员传递食物营养知识，两门课程得到了学校和员工的高度评价，形成了良好的社会口碑。

中海油配餐公司与中国老教授协会联合开展"研学游"活动，并与中国老年学和老年医学会达成协议共同建立"老年营养餐示范基地"和"老年营养餐培训基地"。此外，中海油配餐公司与外部公司达成合作，针对海外留学生在多个国家和地区开设营养健康、食品安全相关课程；同时也将面

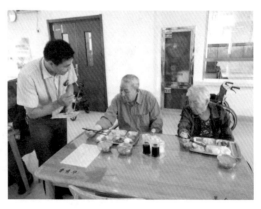

在养护院为老人开展食育科普

向国内学生开设食育课程。

（2）紧贴养老配餐市场需求，积极开发老年人群的食育课程。中海油配餐公司与滨海新区第一养护院定期开展专题讲座，2019年上半年参加现场讲座的新老顾客共计560人次、参加餐厅食育活动的人数达到1200人次，发放不同的食育传单达5000份。在北京某养护院、陕西西安某养护院、苏州某养老院、河北石家庄某养护院也定期开展食育科普活动。社区及居家养老服务的合作点也在大连、塘沽、南宁、宁波、上海、三亚、天津、山东蓬莱、东营等地开展。

3. 利用新技术、新场馆、新平台开展食育工作。

（1）利用"智创空间"邀请行业专家开展直播课程、建设知食局App、知识管理平台、打造"食育科普工作站"。邀请国内餐饮行业知名专家到现场为员工代表授课，定期开展营养配餐技术提升培训活动。"智创空间"还定期接待来访参观人员，上半年接待12次，共计450余人次。

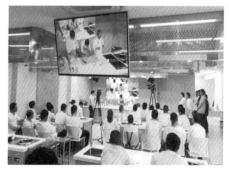

在交互空间请烹饪大师做直播授课

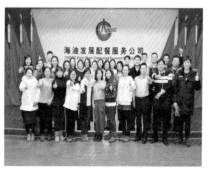

接待中国营养学会参访团

为解决海上石油平台缺乏网络的问题，公司通过在餐厅播放视频、张贴宣传海报等形式开展食育科普工作；为丰富传播内容，与专业公司达成视频录制合作，已经录制专题视频1部，并由合作单位提供210部公共科普视频；同时各作业点在就餐区定期更新营养健康宣传海报；2019

年上半年发放宣传单约6500份。在内容方面，持续开发了内部创作的"相声式"食育短课程5节，每个系列均在按计划不断更新。

（2）在中国海油扶贫产品体验中心分店（北京、天津等店）嵌入食育内容，围绕扶贫农产品提供食育科普资料；场馆每日人流量达到700余人次。

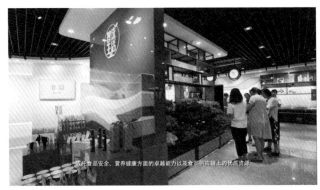

智选生活产品体验馆

（3）各所属单位建设的"员工健康之家""健康角""健康小屋"达到631处，每月服务员工约8000人次；各单位在健康安全环保部门的领导下定期开展健康主题教育活动，并进行定期健康体检。通过"海油发展健康管理"信箱、"海油发展健康促进"公众号不定期推送健康类资讯；每期内容均包含食育专题部分，其中通过信箱可面向陆地机关人员、班组长、员工等进行推送和分享。

（四）食育效果评价方法建设

从正确信息的"知晓率"、膳食行为与膳食结构的改善和健康指标的改善三个维度进行食育工作成效的评价。

1. 正确信息"知晓率"的上升

主要通过对培训现场听众、就餐员工进行问卷调查掌握相关信息知晓率状况。问卷调查由中粮营养健康研究院、天津科技大学项目合作专家组设计、调查、分析。

2. 膳食行为与膳食结构的改善

通过调查就餐顾客膳食行为和膳食结构的改变来评价食育效果，主要采用"餐理臣"营养配餐管理系统中的记账法来获得人群的膳食结构信息；对顾客抽样时采用食物频率法、24小时回顾法和膳食史法。

3. 健康指标的改善

通过海洋石油总医院体检科的员工体检数据来反映年度员工健康状况，主要依据三高、同型半胱氨酸等指标，观察历年来员工健康指标的变化趋势。

（五）基地建设成效

公司各单位对"国家食物营养教育示范基地"建设重要性的认知不断提高，员工参与热情高涨。在2019年5月份组织的食育活动中覆盖人数达25300人次；各作业点定期张贴宣传资料、播放视频、组织讲座；各级实验室、"食品安全&健康示范区"的现场食育工作量不断加大。视频课程制作、科普读本的编写有序进行；"员工健康之家""健康角""健康小屋"的宣传资料不断更新；"智创空间"定期开展科普活动；为中小学开展的食育科普活动取得了良好的社会反响；持续发挥员工健康管理信箱、微信公众号、健康短课程的作用；在"健康扶贫、营养扶贫"中发挥引导作用。

与中国烹饪协会、天津烹饪协会签订战略合作协议，成为"团餐专业委员会培训研发基地"；获得第八届全国烹饪技能竞赛团餐专项赛银奖；在中国烹饪协会主办的国际团餐产业大会上荣获2018中国团餐百强企业13位；参加2019年餐饮业质量安全提升工程，并获颁"餐饮业质量安全提升工程示范单位"；参加了外交部天津全球推介会，两项营养面点入选目录。

"研学游"活动路线更加丰富、课程更加系统；针对留学生和国内学生的健康课程开发已经提上日程，课程体系持续搭建中；针对厨师的营养培训计划已经启动。

第二节　安徽青松食品

一、单位概况

安徽青松食品有限公司始创于1999年，2005年正式成立安徽青松食品有限公司（以下简称"青松食品"），2012年成立集团公司。现已涉及食品生产、精致农业、公共服务三大民生行业，业务范围涵盖城市早餐工程、中小学生午间营养餐、大型超市连锁专柜、高校主食专柜、社区老年餐、会展商务餐、高铁冷链餐、食品检测、蔬菜工业化生产等多个版块。目前，集团已形成以安徽为中心，辐射全国的主食产业发展布局，在安徽省大型连锁超市主食专柜的市场占有率达90%以上，全省拥有连锁早餐网点1550多家、固定门店200多家，每天能为近50万消费者提供安全放心的主食产品服务。青松食品在食品安全追溯领域、粮食产业化、精致农业、食品检验检测、食品工业智能制造、主食健康产品研发等领域皆有自身优势。

二、基地特色

青松食品结合企业特色和优势，精心打造食物营养教育示范基地，致力于参与、体验、互动一体的"立体式学习"。以全国主食加工示范基地、芽苗菜生产基地、面食文化馆等为重要依托，以食物营养教育、食品安全、爱粮节粮等为主题，开发出了适合不同年龄段人群的食物营养教育课程。通过一站式实地参观"流体、烘焙、米面"等多个现代化工厂，见证智能化工业化主食的研发、生产、包装、检测等流程，触摸工业时代成果，了解主食现代工业化生产及工业科技为生活带来的改变；利用多媒体、3D打印、场景复原、图文并茂等手段，展示非遗面塑、复原古代包子铺、面食发展史、面食制作工艺、中国东南西北各地特色面食由来等内容，科普我国博大精深的面食及文化；依托华东最大的芽苗菜生产基地，全流程科普芽苗菜选种、精拣、清泡、细孵、寒沐、静藏等环节，并专门研发"安心豆芽培育杯"，科普芽苗菜的生长条件、营养价值及毒豆芽的辨别方法等。

三、基地建设与食育工作进展

（一）食育基础设施建设

青松食品食物营养教育基地位于合肥市高新区，交通便利，全年365天对外开放，设施齐全，布局合理，管理规范，日接待规模可达2000人，拥有展馆解说、实施细则、安全管理、应急预案等管理制度，每年投入专项运营经费，充分保障基地的良好运行。

企业充分结合行业特色和优势，高标准建设了二期食物营养教育示范基地。其中，一期基地依托4万平米全国主食加工示范基地、芽苗菜生产基地、五千年面食文化馆、食品检测中心、面制品研发中心、DIY实践室、主题教育厅、爱粮节粮体验餐厅等场所，以食物营养、食品安全、爱粮节粮等为主题，利用多媒体、3D打印、场景复原、图文并茂等手段，开展了参观、互动体验、动手实践制作等项目。目前已开发系列主题课程，充分满足了广大青少年及社会公众对食物营养教育的需求，累计已接待15万人次。

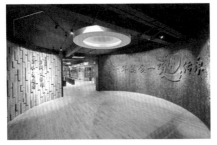

"千年美食 一面传承"主题墙

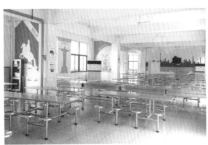

爱粮节粮餐厅

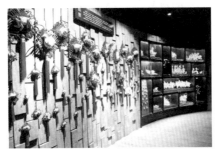

非遗面塑展示墙

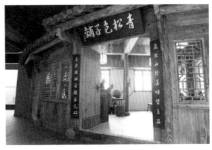

明清时期包子铺

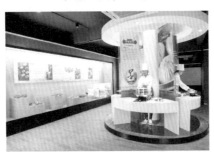

东南西北面文化教育区

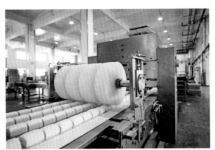

全自动刀切馒头生产线

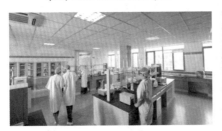

食品检测中心

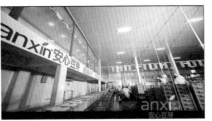

自动清洗与包装线

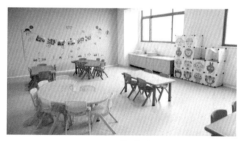

DIY实践室

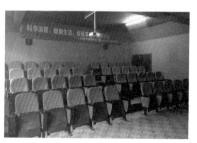

主题观影厅

为不断丰富教育资源，深入开展食物营养教育活动，新建了一万六千平米的二期食物营养教育基地，可满足1000人教育培训、素质拓展、共建课堂、住宿、用餐等需求，2019年7月初全面投入使用，向全国开放。

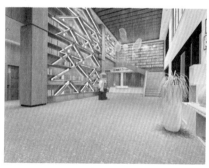

一层接待大厅

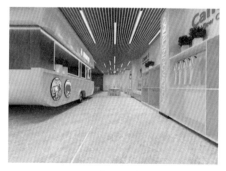

二层DIY室

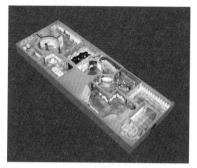

三层科普馆

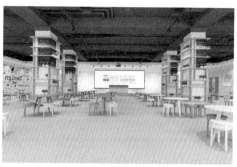

四层培训室

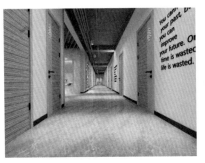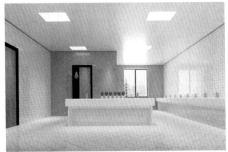

八层宿舍　　　　　　　　　宿舍公共盥洗间

（二）食育人才队伍建设

为保障基地的有效运行，集团公司专门设立食物营养教育事业部，基地现拥有50余名专兼职科普人员，其中专业从事食物营养教育人员15名，兼职人员35名，本科以上学历达到80%以上，公司组织科普人员定期接受食物营养教育相关的专业培训。此外，青松食品拥有高级营养师、中西式面点师、烹调师队伍以及邹怀江西式面点师技能大师工作室，专门从事营养餐、产品技能研发、食物营养教育等工作。

同时，以安徽青松食品为依托，成立了安徽青松食品大健康研究院，聘请河南工业大学赵仁勇教授担任院长，江南大学朱科学教授担任执行院长。此外，联合河南工业大学、江南大学、南京农业大学、合肥工业大学、安徽农业大学、安徽大学等省内省外高校，共同发起，共建教育基地，共同开发食物营养教育课程。

（三）食育工作进展

食育是以食物为载体的全方位教育，体育、智育、才育，归根到底皆是食育。青松食品不仅可以为消费者提供营养健康安全的餐食，而且强调在"食"中融合"育"的内容。

1. 针对公司员工开展食育工作

针对内部员工，主要是从员工思想意识、实际运用、规章制度等方面开展食育。第一，在思想意识方面，公司定期召开食育相关的专题会议和员工培训，在厂区内和食堂粘贴食育主题海报，让员工从思想上认识到食育的必要性和重要性；第二，在实际运用方面，公司设立职工书屋，采买食育相关的书籍，可供员工免费查阅和学习，同时，会定期开展有关食育的知识竞答比赛、厨艺比赛等，调动员工积极性，带动员工将学到的食育理论知识运用到实际生活当中；第三，在规章制度方面，公司从原料采购验收、消毒记录登记、成品操作记录、仓库领用制度、员工健康证办理粘贴等方面制定了严格的规章制度；同时，食堂实行自助餐，倡导"爱粮节粮、少取多次"的原则，做到了荤素搭配，营养均衡。

2. 针对消费者，开展"游工厂、品美食"活动

公司定期组织消费者走进生产基地，通过实地参观、动手实践、品尝体验、互动交流等方式，从原料、加工到成品，全过程透明化，让市民近距离接触主食生产全过程，同时向消费者传递传统主食文化、食品安全、营养健康等知识，提升消费者的营养理念。

3. 采取"引进来、走出去"的形式，向青少年学生开展食育活动

第一，鼓励青少年学生来到基地开展食物营养教育活动。本基地已纳入安徽省、合肥市研学旅行实践基地，成为指定研学旅行线路之一，部分研学课程已被写入合肥市教育局编纂的《合肥市中小学生研学旅行基地课程汇编》。自基地开放以来，已与近千所中小学校建立长期的对接联系，累计已接待15万人次，得到广大中小学生的喜爱及学校领导的高度认可；第二，走进校园、社区开展食物营养教育活动。青松食品承接安徽省10个贫困县、3个市的中小学生午间营养餐服务，与各中小学校及学生具有紧密联系，为更好地服务广大中小学生，每逢中华传统节日之际，定期走进校园组织开展食物营养教育主题实践活动。

4. 承接政府部门主办的食物营养教育活动

作为食物营养教育基地，积极承接粮食局、食品药品监管局、合肥

市科学技术协会、合肥市教育局、旅游局等政府部门的有关食物营养教育的主题活动，让广大青少年及社会公众积极参与，丰富知识，拓展视野，提高营养健康素养。如：承办安徽省粮食局"世界粮食日"主题活动，承接合肥市各中小学校的科宝游、工业游活动，承接安徽省食品药品监管局食安双创、食品安全等主题实践活动；承接合肥市科学技术协会的食物营养相关的主题教育活动。

5. 联合各大媒体开展食物营养教育活动

青松食物营养教育基地深入贯彻落实《"健康中国2030国规划纲要》《中国食物与营养发展纲要（2014—2020年）》《国民营养计划（2017—2030年）》等文件要求，坚持公益性原则，结合自身优势，充分发挥为广大青少年及社会公众服务的功能，积极与安徽省电视台、合肥电视台、合肥论坛、万家热线、新华网小记者、安徽商报小记者、新安晚报小记者等媒体单位合作，每年组织开展多次食育主题活动，活动丰富多彩、特色鲜明，取得了一定的影响力。

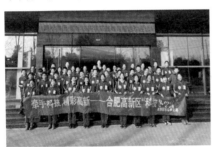

中小学第二课堂，研学游乐在青松

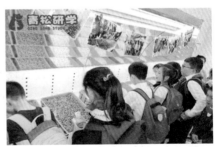

走进芽苗菜孵化基地

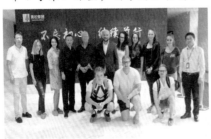

安徽大学留学生参观交流

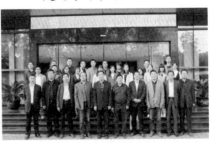

高校老师青松行

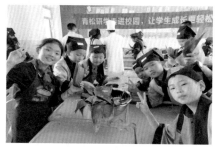

传承端午习俗

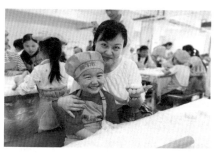

我是青松小小面点师

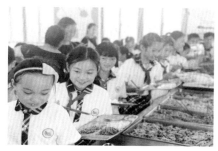

美食体验

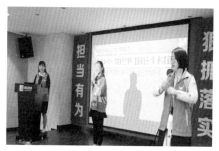

食品安全无小事，青松公益在路上

（四）基地建设成效

自2016年开展食育工作以来，已与近千所中小学校、社区、媒体、企事业单位、政府等建立长期的对接联系，累计已接待15万余人次。具备承接食物营养教育活动的资质及能力：已被评为国家、安徽省及合肥市指定的研学基地，面向中小学校、研学旅行社等机构对接编排线路和课程，进行常态化接待。同时，纳入安徽省及合肥市粮食局开展爱粮节粮、粮食安全主题教育；纳入安徽省食药监局、合肥市食药监局开展食品安全、食物营养等主题的科普教育实践，与政府近10个部门对接建立主题实践课题。

同时，与新华网、安徽商报、合肥晚报、腾讯安徽、安徽电视台科教频道等十几家媒体建立小记者素质教育实践基地，每年开展各类主题实践报道800多篇，单场主题教育活动线上参与超过35万人次，对食物营养教育基地的品牌宣传起到巨大的助推作用。与江南大学、河南工业大学、合肥工业大学等十几所大学共同筹建安徽青松大健康研究院，依托全国知名食品院校的师资团队打造华东营养与健康主食产业创新创业服务平台，为基地提供科技支撑。

结合企业特色和优势，青松食品专门成立了食物营养教育事业部，配备50多人专门从事食物营养教育服务，得到了各级主管部门及消费者的认可。先后荣获"全国主食加工示范基地""国家级主食加工配送中心试点企业""国家面制品加工技术研发专业中心""国家级高校毕业生就业见习基地""国家级高新技术企业""全国中小学生研学实践教育基地""合肥市科普示范单位""合肥市爱粮节粮教育基地"等多项荣誉资质。

第十一章 生鲜电商行业

北京春播科技有限公司

一、单位概况

北京春播科技有限公司（以下简称"春播"）是一家专注安心、健康食品的零售公司。2015年5月26日，春播旗下安心健康食品购物平台春播App上线，正式面向北京地区用户进行配送。春播网为中国家庭一日三餐提供优质食材，涉及14大品类4000多种安心健康食材及部分品类商品。此外，春播有自建农庄、品控实验室以及平谷、昆山大仓，做到了从农场到餐桌全程把控食品安全链条。

二、基地特色

安心食品源自安心的产源。春播农庄北京密云基地作为新时代农业示范基地，已通过中国农产品有机认证，遵循自然规律，让植物自然生长，并荣获"北京市'绿色防控'示范基地""北京市'菜篮子'优级标准化基地""北京市'星创天地'""北京市农业农村信息化示范基地"称号。

1. 寓教于乐，开辟"城市-自然"探索通道

自然是儿童成长中不可缺席的老师。春播农庄成为亲子食育课程中的沉浸式体验课堂：孩子们和家长一起，在参观春播农庄的过程中了解

家庭日常食物的来源，成长的过程、形态变化和成长的含义，发现日常食物与社会、自然的密切联系，帮助孩子在体验中建立更完善的食育认识。

2. 亲子同学，课程深入成长核心场景

家庭及饮食文化是中国传统文化的重要组成。春播食育课堂将食育与亲子家庭紧密连接，引入专业指导，深入孩子成长的核心场景，家长和孩子共同认知食育，锻炼孩子的认知、动手和社交能力。

3. 空间激活，多维度合作定制课程

春播食育推广工程还在春播生鲜超市、全国多家儿童机构通过"空间激活"（即在场馆内提供一个空间），量身打造联名食育图书馆，放置食育绘本，定期开展春播食育体验课，由专业的春播食育推广人现场授课，课程内容融合时令特色和家庭餐桌文化，让孩子在食育中学会感恩，体会一餐一食来之不易。

4. 线上直播课程/粉丝群互动，无地域限制推广食育

春播自有500粉丝群/春播课堂直播间，每月4次在线直播课程，涵盖美食名厨的独家配方料理制作，营养师全方位膳食搭配指南，知名母婴育儿机构专业指导（和睦家/美中宜和），春播专业买手等专业领域的专家，在线传达食物安全知识，食物营养膳食搭配，弘扬中华传统饮食文化以及环保节约的理念。

三、基地建设与食育工作进展

（一）食育基础设施建设

1. 春播农庄

春播农庄占地100亩，每天为春播用户提供叶菜、根茎、茄果、豆类等百余种有机蔬菜，更为供应链端春播联盟合作伙伴们提供农业新技术示范与输出。春播自有种植基地已通过中国农产品有机认证。在有机

蔬菜的种植过程中，严格遵循有机生产标准，不使用化肥、农药等化学制剂，同时利用天敌防治、手工捉虫等方式进行植保，遵循自然规律，让植物自然生长。春播农庄每年4–10月开放，每次可接待10～15个家庭。

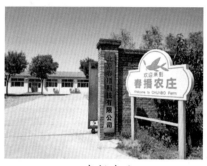
春播农庄

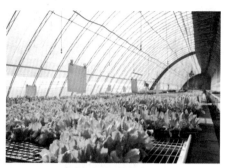
春播农庄育苗棚

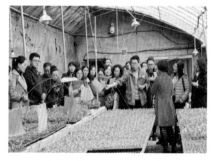
春播农庄庄主为参观家庭介绍有机栽培

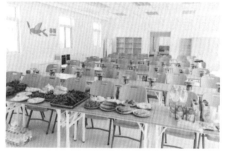
春播农庄活动室

2. 春播亲子食育图书馆

春播已联合全国20家儿童、亲子机构通过"空间激活"（即在场馆内提供一个空间站，量身打造联名食育图书馆，放置食育绘本），定期开展春播食育体验课。每个场馆的主题书架中，至少有50本中、英儿童食育绘本，可以同时满足20个儿童阅览，食育图书馆全年长期开放，以所在机构开放时间为准。

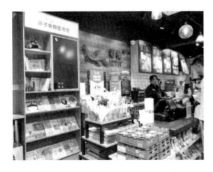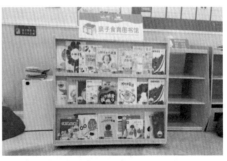

春播社区生鲜超市内的亲子食育　　　　春播&万达宝贝王亲子食育图书馆
图书馆

3. 线上食育科普平台

春播课堂开设在线直播课，内容涵盖到美食名厨的独家配方料理制作，营养师全方位膳食搭配指南，知名母婴育儿机构专业指导（和睦家/美中宜和），春播专业买手在线教授如何挑选安心美食等课程。线上科普课程每月开设3～4个场次，每个场次平均覆盖一万余人次。

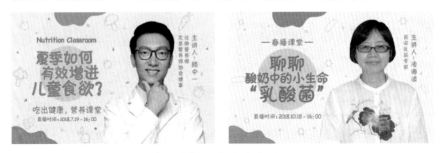

线上直播课部分内容展示

（二）食育人才队伍建设

为保障食育推广的专业性，春播通过食育推广人培训及顾问团队指导的方式不断拓展食育推广队伍。"春播食育推广人计划"是通过线上与线下培训的方式，为热爱食育的人们提供专业的培训指导，线上通过春播课堂、春播食育群、定制化课程进行授课，线下每月开展合作伙伴专场，春播粉丝专场培训。此外，春播还特邀业界权威专家、学者、策划人、推广人等加入春播食育顾问团队，从食育知识、课程设计、活动运营等多维度进行专业指导。

　　目前，春播食育委员会主要包含：春播创始人，春播飞鱼计划策划人，春播食育项目主管及一名春播食育项目专员。春播食育顾问团队主要由北京幼教高级教师韩莉，亲子网站手作达人辛欣，中国营养学会高级营养师吴佳，原创美食绘本作者陌姐及部分春播食育委员会组成。

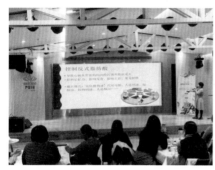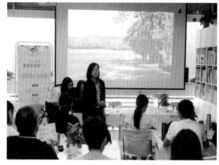

春播食育推广人培训

（三）食育工作进展

　　春播的食育课程分为线下春播农庄食育课程、时令主题食育课、食材主题食育课三大类型以及线上直播食育课程。内容涵盖食物安全知识，食物营养搭配，饮食文化以及环保节约等。

1. 春播农庄课程

　　整合春播农庄及食育课程资源，打造融合农庄体验、采摘、食品安全科普及手工/绘本等内容的亲子食育课程。每年4月至10月为农庄亲子食育课集中活动期，平均每周2场，每场10～15个家庭，邀约春播用户、合作伙伴用户等参与。活动主要内容有走进农庄大棚、培育室等了解蔬菜的原生形态；通过采摘、幼苗栽培了解食物成长过程；在专家科普和农庄运营者的分享中认知"安心食材"的真实含义；春播食育推广人带领来访者参加手工、烹饪、绘本故事等亲子活动，在活动中逐步完善孩子与家长对"食物"的认知。

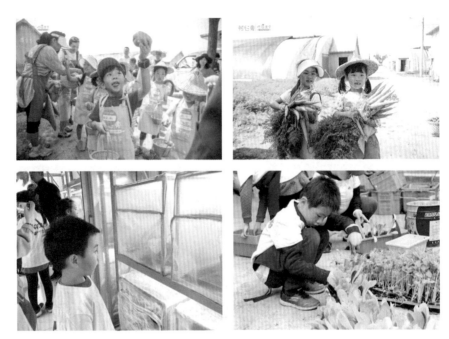

春播农庄活动

2. 时令主题课程

春播倡导让食材自然成长，而中国传统饮食文化中也有"不时不食"一说。春播时令主题食育课围绕中国二十四节气及主流节日，科普当季食材来源、形态、味道及营养价值。不再拘泥于餐桌，帮助孩子们从食物中了解"食物"所承载的文化含义与自然常识。

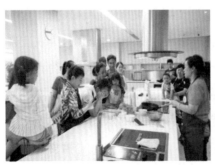

开设时令主题亲子食育课

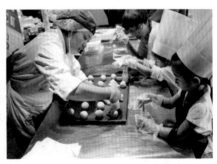

开展亲子手作月饼课

3. 春播食材主题课程

春播食育课深入家庭日常活动的各个场景，烘焙厨房、面包店、餐厅、主题沙龙等。春播食材主题课选用日常餐桌上的核心食材展开，让孩子们在游戏互动中，改善"挑食、厌食"等不良习惯，让优质的食材更好的成为家庭餐桌的美味和孩子成长的动力。

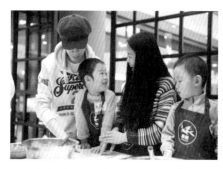
开展南得小温暖，豆乐小确幸活动

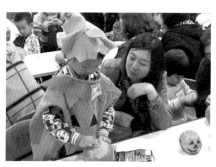
"春播食育"走进高思校园

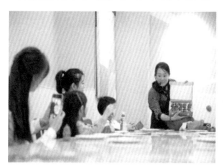
草莓食育课堂

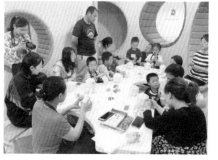
椰青主题食育课程

4. 线上食育课程

春播开设线上食育课程，内容涵盖美食名厨的独家配方料理制作，营养师全方位膳食搭配指南，知名母婴育儿机构专业指导（和睦家/美中宜和），春播专业买手在线教授如何挑选安心美食等。

（四）基地建设成效

春播食育飞鱼计划自2018年9月正式立项以来，在北京、上海、无锡等地合计举办相关活动528场，累计上万个家庭参与。其中，举办北京春播农庄课程22次，举办时令主题食育课24次，举办食材主题亲子食育课145次，举办食材主题成人食享会337场，82.9%集中在北京地区，平均37.4次/月，上海地区近三个月举办57场，月平均活动数量增速明显。在线直播课程80多场，覆盖在线听众10万人以上，其中60%以上的听众为30～50岁的妈妈群体。

春播食育推广人正在成为春播食育活动的核心力量，截至目前共组织培训14场，平均每月举办1～2场，颁发春播食育推广人证书246张，平均每位推广人参加活动2次。为了将食育推广深入儿童成长的各个环节，春播建立了20个春播亲子食育图书馆，放置中英绘本约2000册，为更多家长带来了专业的食育故事素材。

春播食育推广获得了各级单位的认同。2019年3月，国家食物与营养咨询委员会正式授牌春播为"国家食物营养教育示范基地"创建单位。2019年6月，非物质文化遗产传承国家儿童联盟公益基金授予春播"非遗传承榜样单位"称号。

在发展中，春播与悠贝、树心旁、方太生活家、牛角村等50家合作伙伴达成了食育战略合作，在食育推广课程研发、人员培训、活动策划运维等多方面深入合作，为食育发掘更专业、多元、有效的推广渠道。

第十二章　农业服务行业

中化现代农业有限公司

一、单位概况

中化现代农业有限公司（以下简称"中化农业"）是中化集团成立的全资企业，以促进农业现代化、提升种植者收益、维护国家粮食稳定、保障食品消费安全和建设美丽乡村为己任，以整合先进科技与农业资源、推广种植综合解决方案、创新集约化农业生产模式为依托，致力于成为国际领先的现代农业全程综合解决方案提供商。中化农业核心业务包括种植整合解决方案推广、全程土地托管、农业投入品套餐定制、农业机械化配套、全程技术跟踪，农产品销售、订单农业、粮食银行及农业信息化等服务，以及农业信贷、农业金融租赁、农业保险、农业投资等业务，同时开展中低产田改造、土壤改良、精准农业示范及农业废弃物资源化利用等项目。

目前，中化农业已在中国东北、西北及西南区域开展了相关业务，并逐步在全国主要粮食大省和重点粮食大县设立分支机构。中化农业以从事主粮生产及特色经济作物生产的家庭农场、专业大户、农民合作社及农业产业化龙头企业为重点服务对象，并建设规模化的现代农业标准示范园区，开展本地化农业技术研发、推广与全程综合服务，依托科技创新和模式创新，助推中国现代农业的可持续发展。

二、基地特色

中化农业在中国消费升级和农业供给侧改革的大背景下，努力打造中国优质农产品榜单，推出"熊猫指南"。熊猫指南的目标是找到全国乃至全球的良心优质农产品，通过"互联网+思维"的运作模式，打造一张百年榜单。这张榜单可以为所有珍视人间美味，注重营养健康，愿意不断追求更好生活品质的人指引方向；为卓越的农产品种植者的崛起出一份力；为提高中国农业的现代化发展水平和国际市场竞争力做一份贡献。

熊猫指南上榜的农产品都必须经过严格的认证过程，需要通过认证官的产前、产中、产后调查，以及国内外顶尖实验室的理化指标检测、感官、营养检测，并配合过去10年至30年的卫星扫图，主观客观相结合，确保能够"严格、公正、科学"地评选出中国优质农产品。

熊猫指南坚守五大标准：环境好、营养好、品种好、种植好、口味好及物有所值。熊猫指南的生命力在于"两有一无"原则：有红线，不再是地理概念；有退出，不再是一劳永逸；独立第三方调查，不掺杂直接商业利益。

三、基地建设与食育工作进展

（一）食育基础设施建设

截至2019年3月31日，中化现代农业有限公司旗下拥有MAP示范基地及示范园56个，遍及17个省市自治区，新的MAP示范基地也在陆续搭建。

示范园经营的农作物包括大田农业和经济作物，集研发、种植、品控、生产、销售于一体，使产学研相结合，让食物营养从理论知识走到田间地头，从种植开始，一步一步真正做到种出营养食品，同时所有基地均设有体验区，体验农业魅力，追溯营养食品来源。

基地设有教育体验中心，专门从事全国优质农产品调查、感官品评、营养宣讲、营养解读工作。办公区域设有会议室、品评工作室、感官实验室、样品储藏室等，可以同时进行培训学习和体验实践工作。

（二）食育人才队伍建设

目前食育团队共26人，均为营养、农业、食品领域或具有农产品、食品工作经验的专业人才，含公共营养师一名，北京大学营养学硕士，一级营养师，一级健康管理师，专职从事农作物营养价值评价、营养导向农作物筛选及相关标准制定，农作物营养相关数据收集分析，公众推文营养相关知识的撰写，营养知识的消费者教育、培训等工作。

（三）食育工作进展

1. 线上科普

熊猫指南微信公众号、网站、小程序已上线，定期推送有关农产品品种、品质及营养方面的文章，进行消费者营养教育。其中，2019年3月1日–5月16日共发表6篇公众推文，分别是"红枣补血？""我们测了7个维度，把芒果摸得透透的""七大维度告诉你哪家蓝莓好""云南、四川、福建，中国哪里的枇杷好吃""万物皆可盘、唯独香椿难""为了做这次测评，我们找来5个美人（小番茄）"。文章中介绍了相关农作物的营养价值、功能功效、推荐摄入量、品种差异性、消费者喜好度数据分析等内容。

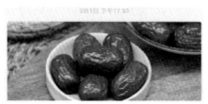

红枣补血？
红枣到底哪里好

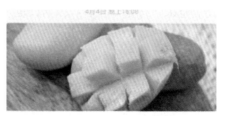

我们测了7个维度，把芒果摸的透透的
芒果好不好是什么因素决定的？

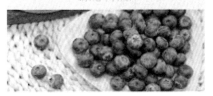

七大维度告诉你哪家蓝莓好
蓝莓哪家强?

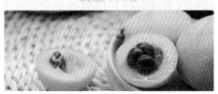

云南、四川、福建、中国哪里的枇杷好吃?
应急枇杷哪个产地最好吃?

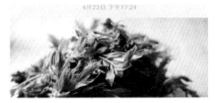

万物皆可盘,唯独香椿难
香椿有毒?

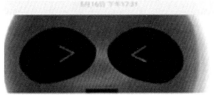

为了做这次测评,我们找来5个"美人"
美人常有,美女常不常有

部分线上科普内容展示

2. 营养知识充电站

目前开播7期,每次以问答形式对营养热点问题进行解答,截至2019年6月19日,共输出了20项营养知识并和消费者进行了营养相关问题讨论,树立了一定的公众影响力。

3. 以熊猫指南榜单为依托,开展食育科普

在熊猫指南榜单制定过程中,依据《中国居民膳食指南(2016)》、中国居民健康状况、中国居民膳食结构特点对榜单结构进行营养导向调整,将在现有榜单结构基础上,增加全谷物、豆类、坚果、蔬菜等符合我国居民健康需要的农作物,发挥营养导向的引领作用。

(四)基地建设成效

自食育工作开展以来,熊猫指南团队共开展571项产品的调查工作,上榜产品132项,并完成相关食品安全检测、感官评价及营养检测报告输出。

　　熊猫指南微信公众号发布的6篇营养导向文章，宣传健康营养的农产品及相关食品知识，截至2019年6月19日，累计阅读量16060次，文章内容注重营养知识宣传科普，对农产品品种、营养价值、保健功效、推荐摄入量、消费者喜好度数据分析等进行了详细描述。

综合篇

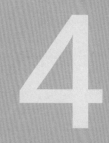

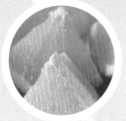

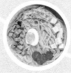

4

第十三章　食育模式探索与基地建设展望

一、主要食育模式分析

随着食育基地建设进程的不断深化，各单位纷纷进行了食育探索，并形成了一系列特色的食育活动，如中粮营养健康研究院的品牌科普教育活动"营养健康大讲堂"，2018—2019年共举办了30期，该活动以群众关注的热点为主题，通过专业技术交流，为群众解疑释惑，带动公民食物营养认知的提升；安徽青松食品有限公司举办的特色食育活动"青松研学游"，该活动鼓励青少年学生来到基地接受食物营养教育，学生们通过参观面食文化馆、工厂生产线、主食厨房以及互动体验、动手制作等环节，提升了对食物与营养的认知，培养了合理膳食、均衡营养的意识，该基地已被纳入安徽省、合肥市研学旅行实践基地，成为指定研学旅行线路之一，并与近千所中小学校建立长期的合作联系。伊利在全国有34个加工基地长年面向消费者开放，开展与乳制品加工及质量营养相关的科普活动，每个基地配备至少7名专职导览人员，年均接待133万人次。伊利利用全景技术，将液态奶、奶粉、牧场等代表性的全球产业链进行全景取景，为用户呈现出一个全面透明、智能交互的线上全景伊利全球产业链。用户只需对纯牛奶包装盒进行拍照，即可参与AR体验，参观伊利全球产业链的各个环节。截至目前，已有1亿6千万人次线上参与。

通过对各食育基地开展的食育活动进行共性归纳、模式提炼，总结出了四类常见的食育工作模式，主要包括旅游参观式、信息传媒式、教学研发式和互动体验式等，以期为开展食育工作的单位提供思路和参考。不同的食育工作模式各具特色（见表3），各单位在互相借鉴食育经验的同时，应根据自身特点合理选择适合的食育工作模式。

表3　主要食育工作模式归纳

主要模式	活动形式	内涵	典型代表
旅游参观式	农业旅游	以休闲观光农业为主要方式进行食物营养与健康相关知识的宣传	广东省梅州市、内蒙古敖汉旗、成都市蒲江县明月村
	工业旅游	企业组织消费者走进工厂，通过透明车间、展览馆、开放实验室等参观学习，接受食物营养等相关知识的教育	伊利、三元乳业、康师傅、金沙河
	研学旅行	研究性学习和旅行体验相结合，学生以年级或以班为单位集体参加的有组织、有计划、有目的的校外参观体验实践活动，同时接受食物营养与健康相关知识的教育	安徽青松食品、康师傅
	主题教育	以博物馆、文化馆为场所，宣传、普及食物营养与健康的相关知识	河南工业大学、河南省汤阴县
信息传媒式	线下科普	依托墙体、公园及公共交通工具，通过墙报、展报、视频等形式在公共场所开展科普	广东省梅州市、河南省汤阴县
	线上科普	通过网站、电视频道、微博、微信公众号等线上平台进行食物营养与健康知识的宣传普及	伊利、金沙河、康师傅
教学研发式	课堂教学	通过开设食物营养相关课程，进行营养知识的宣传普及，包含课堂、讲座、论坛、培训等	271教育集团，陕西师范大学，上海海洋大学，中粮营养健康研究院
	科研开发	食物营养相关研究及营养健康产品开发	上海海洋大学、恩施州农科院、好想你
互动体验式	消费型	以营养配餐食堂、智能餐厅及社区超市、电商平台等进行营养膳食模式引导	吉林农业科技学院、中海油配餐公司、山东云农集团、春播
	非消费型	线下公益活动，消费者可参与体验，活动中普及食物营养与健康相关知识	中国儿童中心、陕西师范大学、薯乐康
其他	……		

二、食育基地建设中存在的问题

(一)食育的内涵不能满足公众需求

部分食育基地的食育内容不够全面,有的以品牌的发展历程、企业文化、产品生产及加工过程为主,有的以动手制作食物或用食物作画为主,有的内容不够丰富,更新慢,缺乏吸引力和创新性。这些不系统全面的食育内容不能满足不同年龄段人群的需求。因此,食育基地创建单位应主动学习食育的真正内涵,不断完善食育的内容体系,最大限度地发挥食育的作用,如以企业的产品为依托(产品为辅),介绍该类产品的生产加工过程、发展起源、历史变迁、营养价值、制作及食用方法等内容,也可以延伸到识农认农、节约意识培养、亲子关系培养、饮食文化、饮食礼仪、人与自然和谐相处等内容。建议加强对食育基地创建单位的监督和指导,促进食育内涵的不断完善。

(二)食育科普队伍的建设水平层次不齐

部分食育基地的科普队伍中专兼职人员的比例配备不合理,大部分成员仅为兼职,且专业性不够,甚至部分科普人员既没有相关专业背景,又没有相关的职业证书,仅经过简单的培训便上岗了。科普人员的专业知识水平和技能水平对食育的效果具有重要的影响,为保证食育的效果,必须加强食育科普队伍建设。各食育基地应组建具备专业知识背景或持有相关职业证书的食育科普队伍,并定期组织专业培训,不断地提升专业知识水平和技能水平,同时应定期进行技能考核。建议加强对各食育基地科普队伍建设情况的监督,每年可适当组织开展对科普人员的专业培训。

(三)食育内容的科学性缺乏保障

教育内容是食育效果好坏的重要变量(Brug et al., 1999; Oenema et al., 2001; Contento et al., 2002)。部分食育基地的科普队伍建设不合理,

科普人员专业水平低，这必然会导致食育内容的科学性和准确性无法保证。食育基地在加强食育人才队伍建设的同时，也应积极与科研院校的相关专家建立合作，邀请专家团队对食育内容进行指导和把关，确保食育内容的科学性。

三、食育基地未来发展的思考与展望

（一）督导提升食育基地建设质量

一方面要加强保障食育工作顺利开展的相关基础设施建设，增强对公众开放、开展食育的硬件能力；另一方面组建由基地运维管理人员、科普教育人员及专兼职食育专家组成的专业队伍，并注重加强对团队人员的培训和再教育。再一方面，形成适合自身特色的系列食育资料。建议定期对食育基地的建设质量进行评价，评价结果作为食育基地考核的重要依据。对于考核不合格，不能发挥示范带动作用的食育基地，应坚持能进能出的原则，予以淘汰。

（二）发展和创新典型食育模式和途径

在凝练食育工作模式的基础上，应辩证分析各模式的优缺点，各基地充分发挥现阶段食育模式的功能优势，同时积极创新，不断探索新的食育模式。此外，组织开展不同食育模式下的食育成效综合评价，鼓励并发展典型模式，推动食育工作的良性发展。

（三）强化食育活动的制度化、常态化

食育基地要打造符合自己特色的食育品牌活动，并作为固定工作持续开展，将其制度化、常态化；同时根据不同需求，不定期举办针对不同人群、不同饮食文化的食育活动，或经常性、常态化地在公共场所举办或参与内容丰富、形式多样的科普活动。

（四）建立协同创新的合作机制

鼓励食育基地单位结合实际，加强与科研院校的技术合作，加强与

新媒体、新平台的伙伴合作，加强与行业协会、龙头企业的产业合作，注重国内与国际、科技与金融、政策与市场的深度融合，坚持公益性与市场化结合，开展机制创新、管理创新、运行模式和教育模式创新。

（五）充分发挥食育基地的示范带动作用

对食育基地的总体建设目标合理规划，在地域分布和行业间均衡分配，将影响力扩大至全国及相关行业领域。提升食育基地的信息供给和传播能力，打造权威成果发布平台。打造全社会参与、人人共享的食物营养与健康氛围，促进全民参与食育的局面形成。

参考文献

1. 王灵恩, 侯鹏, 刘晓洁, 成升魁. 中国食物可持续消费内涵及其实现路径[J]. 资源科学, 2018, 40(8): 1550−1559.

2. 高峰. 浪费粮食等于破坏自然环境[J]. 环境保护与循环经济, 2016, 36(1): 57.

3. 白宇. 日本幼儿食育研究[D]. 辽宁师范大学, 2015.

4. 毛玥. 浅谈"食育"在各国的实践[J]. 农家参谋, 2018, (8): 185.

5. Food Education Society of the Basic Law. Food education basic law[M]. Dacheng Press, 2005.

6. 吴澎. 中国"食育"研究发展现状及对策分析[A]. 中国食文化研究会, 北京师范大学文学院. 第二届中国食文化研究论文集[C]. 中国食文化研究会, 2016: 4.

7. 侯鹏, 王灵恩, 刘晓洁, 李云云, 薛莉, 成升魁. 国内外食育研究的理论与实践[J]. 资源科学, 2018, 40(12): 2369−2381.

8. 刘静, 刘锐, 刘爱玲, 孙君茂. 中国乳制品营养教育与消费引导的现状与模式[J]. 世界农业, 2019(7): 33−36.

9. Contento I R, Randell J S, Basch C E. Review and analysis of evaluation measures used in nutrition education intervention research[J]. Journal of Nutrition Education and Behavior, 2002, 34(1): 2−25.

10. Brug J, Campbell M, Van A P. The application and impact of computer−generated personalized nutrition education: a review of the literature[J]. Patient Education and Counseling, 1999, (36): 145−156.

11. Oenema A, Brug J, Lechner L. Web−based tailored nutrition

education: results of a randomized controlled trial[J]. Health Education Research, 2001, 16(6): 647−660.

12. 廖彬池, 吕鹏, 杨嘉莹. "舌尖上的教育"是如何成为国策的——对日本政府在"食育"形成中角色的综论[J]. 日本问题研究, 2016, 30(6): 63−72.

13. 国家卫生健康委员会. 卫生计生委等介绍《中国居民营养与慢性病状况报告(2015)》有关情况 [EB/OL]. [2015−06−30]. http://www.gov.cn/xinwen/2015−06/30/content_2887030.htm.

14. 中国科学院地理科学与资源研究所, 世界自然基金会. 中国城市餐饮食物浪费报告[EB/OL]. [2018−03−26]. http://www.igsnrr.cas.cn/xwzx/kydt/201803/t20180326_4985386.html.

15. 生吉萍, 刘丽媛. 国内外饮食教育发展状况分析[J]. 中国食物与营养, 2013, 19(6): 5−9.